人気のケアセンターが
食卓の悩みを解決

そよ風のシニアごはん

株式会社ユニマット リタイアメント・コミュニティ

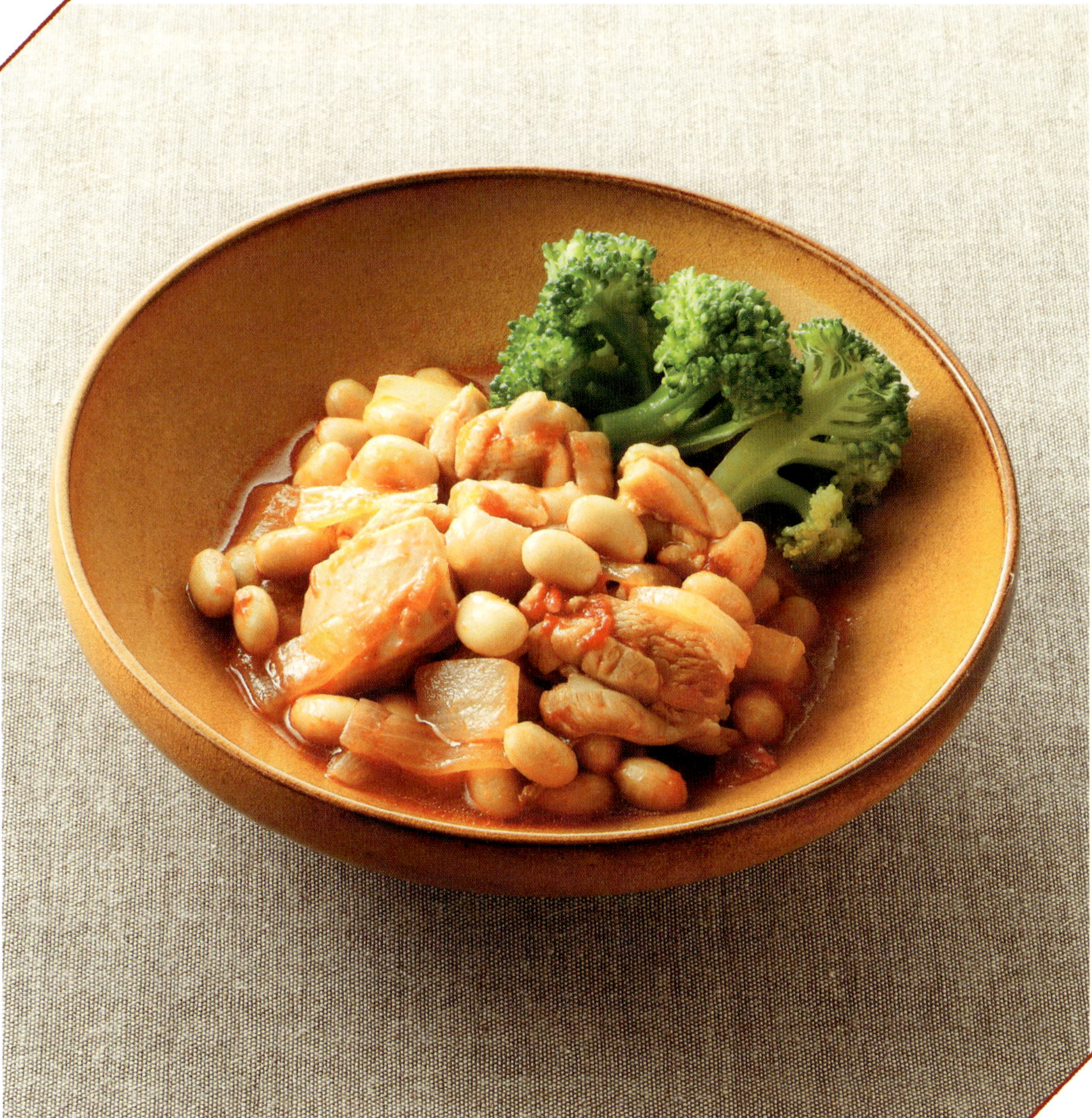

誠文堂新光社

はじめに
〝そよ風〟の食事とは

プロローグ

デイサービス、ショートステイ、グループホーム、有料老人ホーム、サービス付高齢者向け住宅など、さまざまな形態の高齢者介護施設を展開する〝そよ風〟。その〝そよ風〟が重点をおくサービスのひとつとして「食」があります。各施設では栄養士がご利用者の食事を管理し、「見て楽しい、食べて美味しい」というコンセプトのもと、味はもちろんのこと、見た目にも気をつかい、おいしく食べて、感動していただけるような食事作りをしています。

本書では、全国の〝そよ風〟の栄養士が考案したシニアのためのレシピを掲載。実際に施設で提供され、喜ばれているメニューのほか、ご家族からの相談を受けて創作した制限食など、現場の栄養士のアイデアが詰まっています。

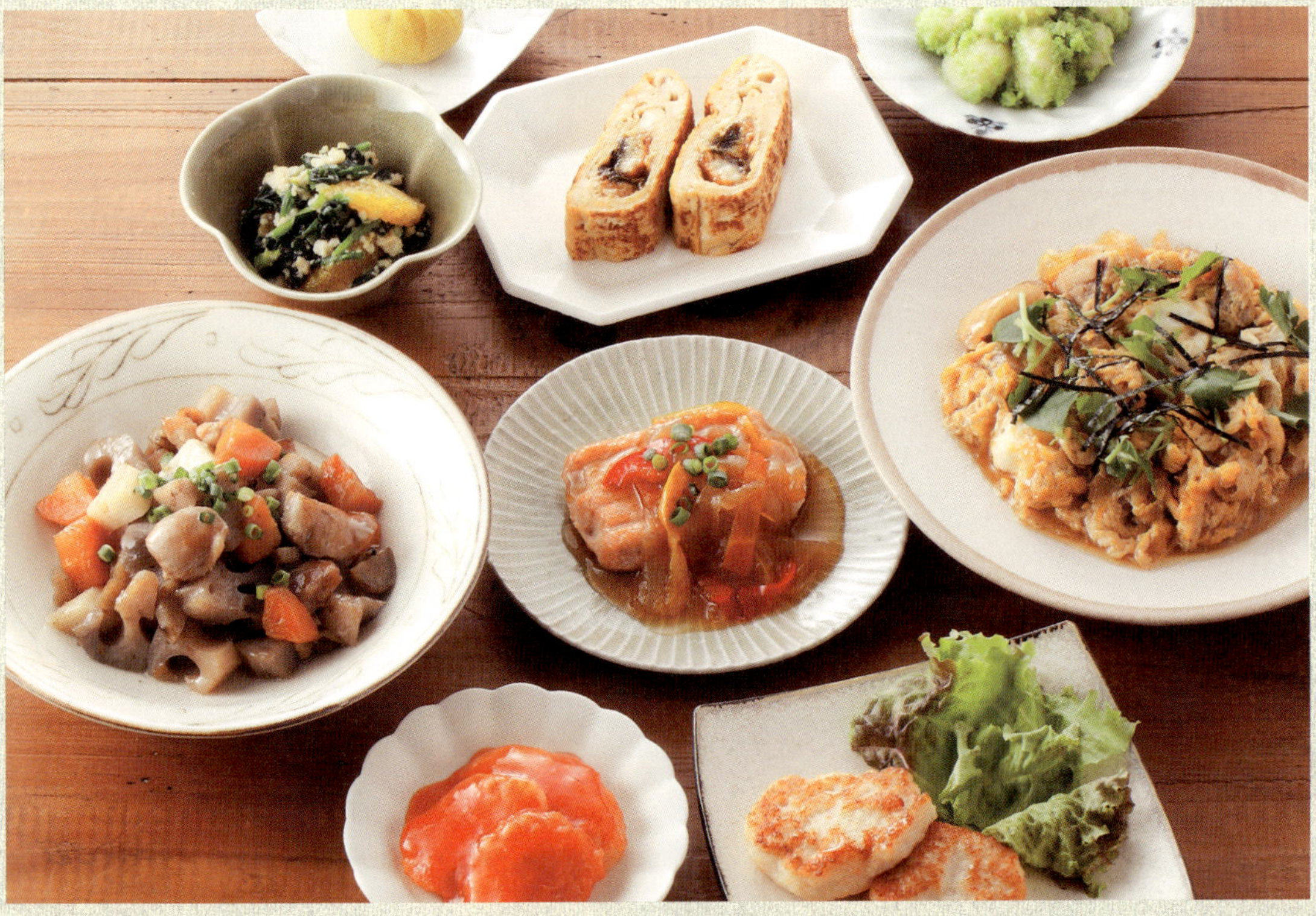

〝そよ風〟が伝えたい、シニア家庭の食事ルール

SOYOKAZE rule

▼ルール❶

制約があっても まずはおいしい食事を

健康によいとされるシニアの食事は、一般に病院食のような「味気ない」イメージが強いかもしれません。本書では、塩分制限があったり嚥下障害があったりしても、食事は「おいしい」ことが大切だと考えて、食材選びや調理法に工夫を重ねています。おいしく、きちんと食べられれば、健康の維持や改善につなげることができます。“そよ風”では各施設の栄養士が施設長、管理者、相談員、看護師などのスタッフと共にご高齢者の相談にのり、個別の対応を行っている場合もあります。

▼ルール❷

「濃く」するのではなく 味に「メリハリ」を

年齢を重ねると、微妙な味を感じにくくなることがあります。すると「何を食べても同じ」「食事がつまらない」「食事をする気にならない」という悪循環に陥りがちです。そこで、シニア向けの献立は「味にメリハリをつける」ことがポイントになります。にんにくや大葉など香りのある食材を使ったり、和食だけでなく洋食を取り入れたりして、食事にメリハリをつけることで、「食べる気がしない」という悩みを解消できます。

▼ルール❸

「食べる気」にさせる 「見た目」の効果

毎日の食事は同じ茶碗、同じ皿になりがちです。器が同じだと、盛り付けた料理が違っても変化を感じられず、「いつもと同じ」「食べる気にならない」と思ってしまうシニアも多いのです。お金をかける必要はありませんが、ひとつだけ器を変える、ランチョンマットを敷くなどの工夫をすると、刺激があり「食べる」気になります。いつもは食べられない人でも、雰囲気が変わると食べられることもあるのです。

そよ風のシニアごはん

もくじ

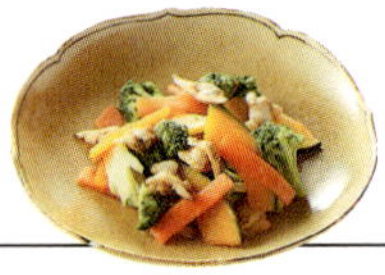

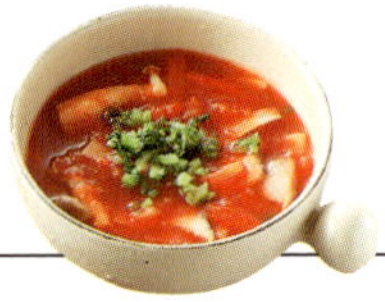

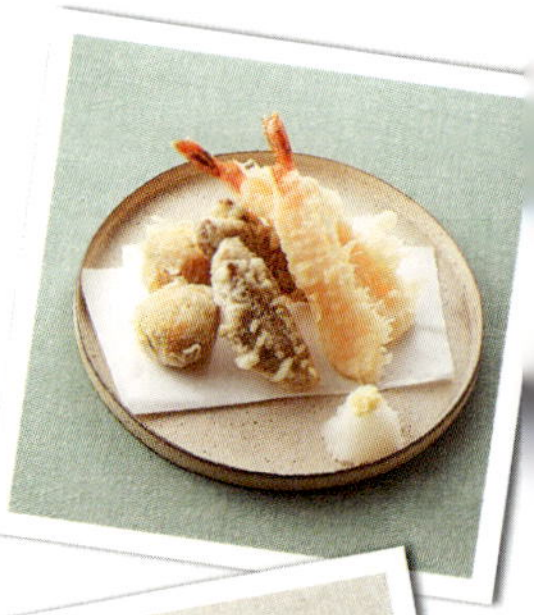

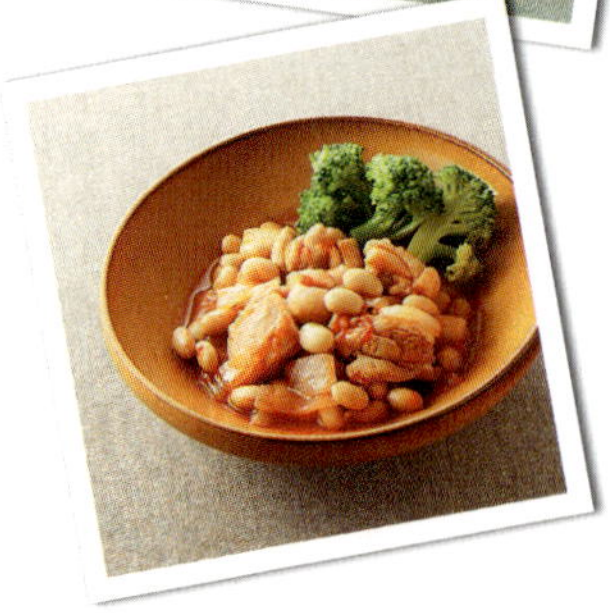

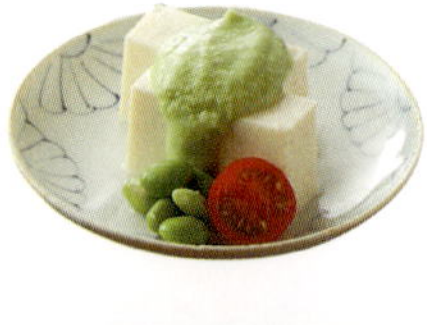

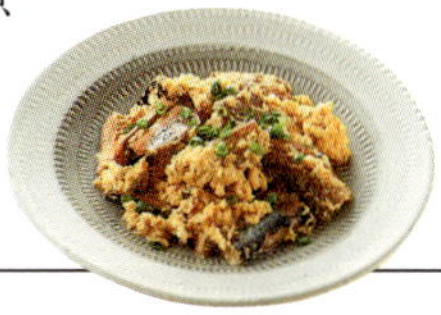

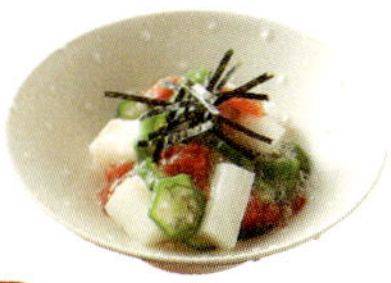

本書に掲載されているレシピは、(株)ユニマット リタイアメント・コミュニティが蓄積したシニア向け料理に関する知見をもとに提案するものです。同社が運営する高齢者介護施設において必ず提供しているものではございません。

• 本書の見方 •

- 本書で使用している計量スプーンは大さじ1＝15cc（15ml）、小さじ1＝5cc（5ml）、計量カップは200cc（200ml）です。
- 本書のレシピは重量を基本に作成しています。材料表にある調味料などの分量表記は、わかりやすいように大さじ、小さじの表記を併記していますが、疾病による栄養指導などを受けている方は、0.1g単位で量れるキッチンスケール（はかり）を利用することをおすすめします。
- 各レシピは1人分、または2人分を基本にしていますが、料理によって作りやすい分量（3人分・4人分など）としているものもあります。また、写真はレシピの分量と違う場合があります。
- 各レシピに掲載しているカロリー、塩分、ビタミンなどの数値は、1人分です。

シニア向けアレンジの
ごちそうメニュー

若い頃と同じように、
楽しく食べられるよう、
人気のごちそうメニューを
シニア向けにアレンジしました。

くたくた野菜のすき焼き煮

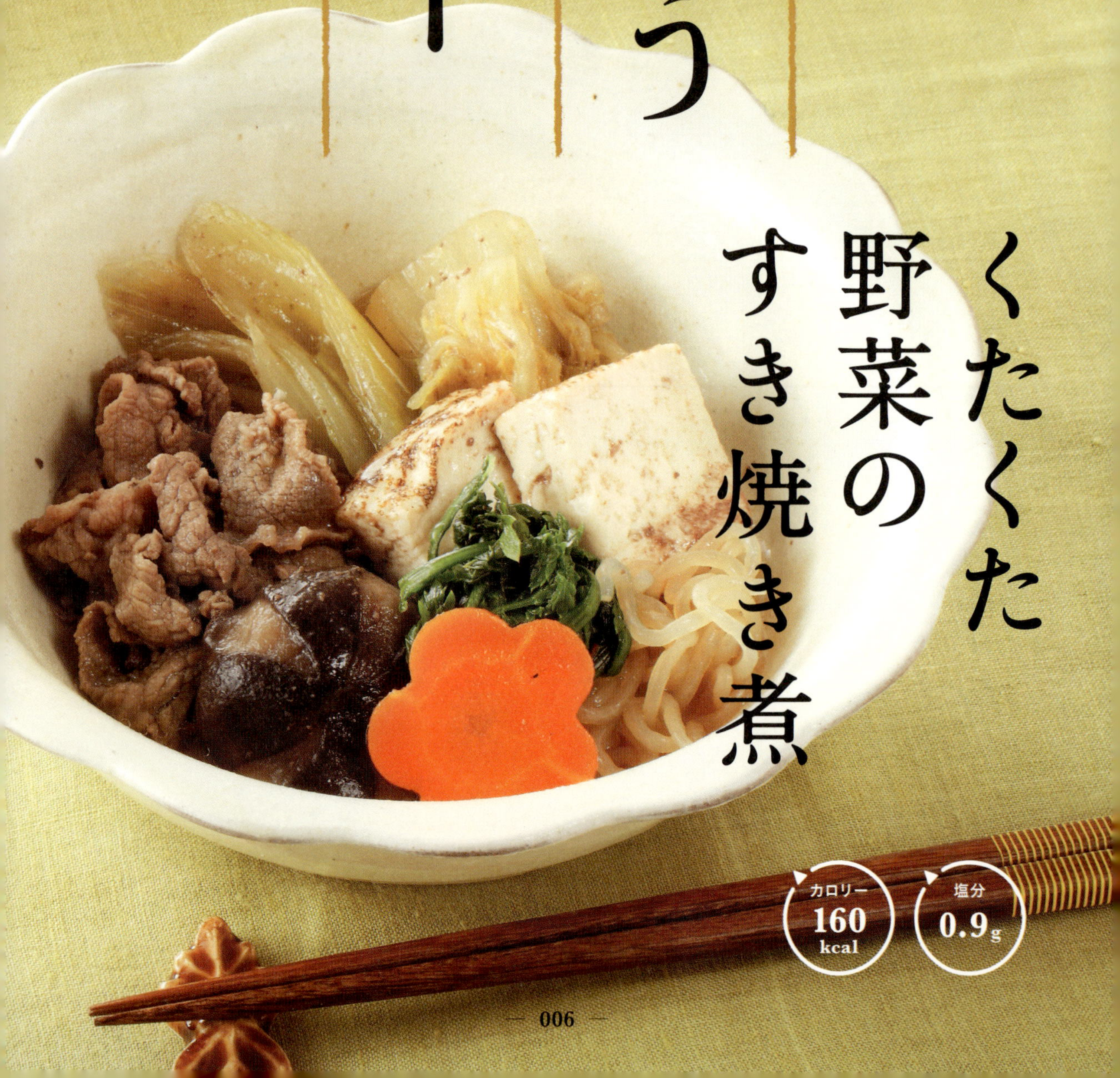

カロリー 160 kcal

塩分 0.9g

材料（2人分）

牛もも肉	100g
白菜	1枚（100g）
しいたけ	2枚（30g）
長ねぎ	⅔本（30g）
春菊	⅕束（40g）
焼豆腐	¼丁（60g）
しらたき	20g
にんじん（花形に切る）	2個（20g）
だし汁	100cc
しょうゆ	大さじ½強（10g）
砂糖	小さじ2（6g）
みりん	小さじ⅔（4g）

作り方

1 牛もも肉、白菜は食べやすい大きさに切る。しいたけは飾り切りする。長ねぎは斜め切り、春菊は3㎝に切る。焼豆腐は半分に切る。しらたきは食べやすい長さに切る。

2 鍋にだし汁としょうゆ、砂糖、みりんを煮立て、すべての材料を入れて煮る。

・そよ風の栄養士から・

いろいろな栄養がいっぺんに摂れるすき焼きは、食が細いシニア向きの料理です。砂糖やみりんを使うことで、少しの量でもカロリーアップが図れます。

75歳を過ぎたあたりから、急に活動することが減り、それにともなって**食欲が落ちてしまいました**。それでもやっぱり、若い頃からすき焼きは大好き。甘辛い味は、普段あまり食べられないご飯が進みます。昔はさっと煮ただけで食べていた野菜も、**しっかり火を通してあれば軟らかく、噛んだり飲み込んだりするのに支障ありません**。肉も野菜もいつもの食事より量がありますが、いつの間にかぺろっと食べることができました。

（80代・独居・男性）

ソフト天ぷら

カロリー 235 kcal　塩分 1.1 g

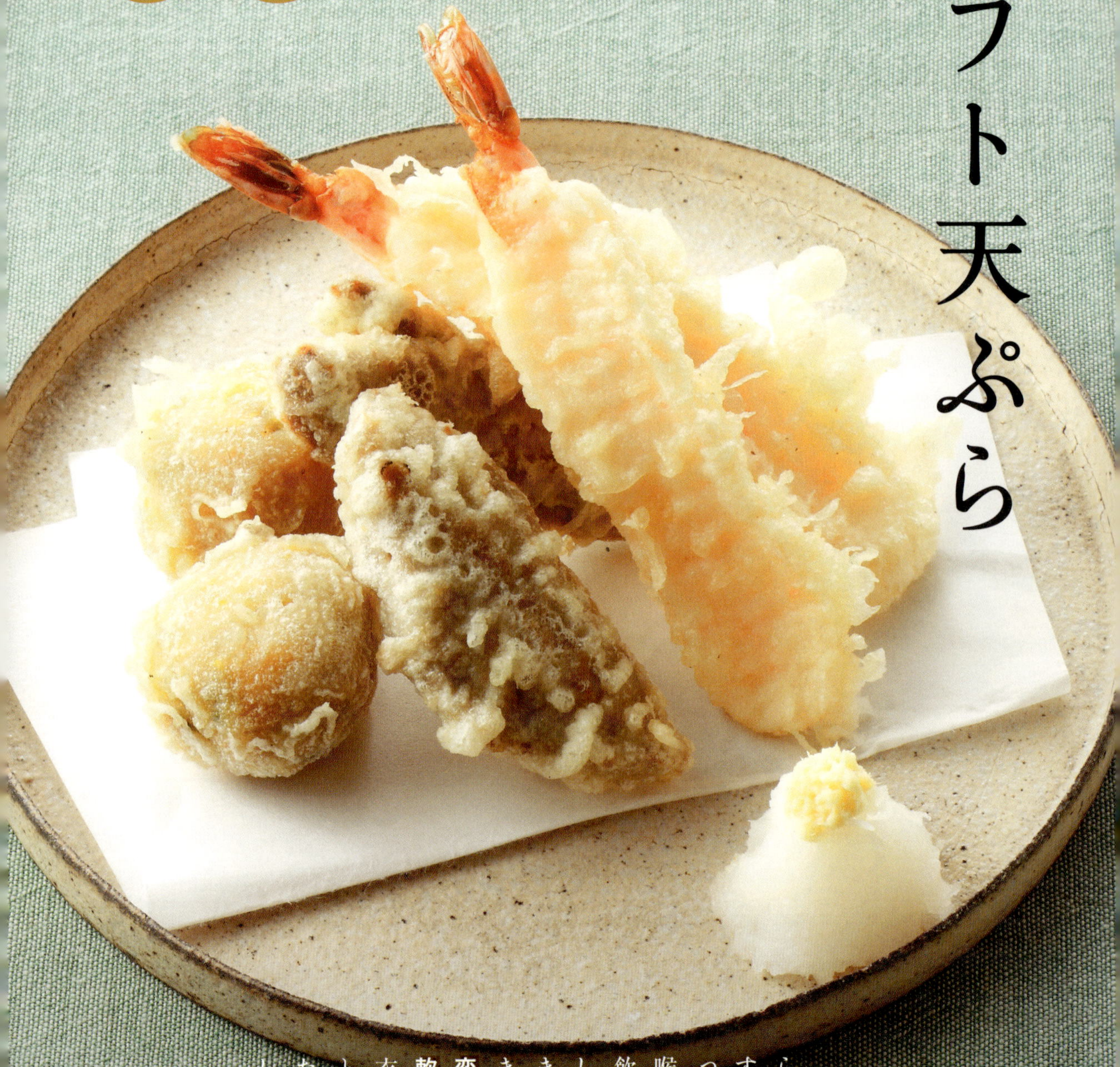

年々食べ物を飲み込むことが難しくなって、軟らかいものばかり食べています。以前は揚げ物が大好きだったのですが、パン粉や衣が喉に刺さるような感じがして飲み込めず、あきらめていました。それでも天ぷらは大好きなので、食卓に出てきたときはうれしくて！ **見た目は変わらないのに、中がとても軟らかくて食べやすいのです。**衣が硬くて飲み込めないかなと思いましたが、天つゆにひたしたら食べることができました。

（80代・独居・女性）

材料（2人分）

A	エビ	60g
	長いも（すりおろす）	20g
	卵白	½個分（16g）
	片栗粉	小さじ1（2.4g）
	おろししょうが	少々（1g）
B	イワシの身	60g
	長いも（すりおろす）	20g
	卵白	½個分（16g）
	片栗粉	小さじ1（2.4g）
	おろししょうが	少々（1g）
	かぼちゃ	40g
	サラダ油	大さじ1（12g）
	大根おろし	60g
	おろししょうが	少々（2g）

［衣］

C	薄力粉	大さじ1強（12g）
	卵	6g
	水	大さじ2（30cc）

［天つゆ］

和風だし汁	大さじ2強（40g）
しょうゆ	大さじ½強（10g）
みりん	大さじ½強（10g）

作り方

1 エビは身を取り出し（尾は取っておく）、Aを他の材料と共にフードプロセッサーに入れて滑らかになるまで混ぜたら取り出す。

2 Bをフードプロセッサーに入れ滑らかになるまで混ぜたら取り出す。

3 かぼちゃは小さめに切って、蒸し器に入れて軟らかくする。

4 *1*を絞り袋に入れて細長く絞り出し、先端にエビの尾をつける。*2*も同様に成形し、それぞれ蒸し器で蒸して表面を固める。

5 かぼちゃは蒸した後、つぶして丸く成形する。

6 *4*と*5*にCを混ぜ合わせたものを衣としてつけて、サラダ油で揚げる。

7 天つゆの材料を小鍋で温めて添え、大根おろしとおろししょうがを添える。

・そよ風の栄養士から・

嚥下障害のある方の食事でも見た目はとても大事ですから、美しく盛り付けましょう。料理を見せたら、尻尾や天ぷら敷紙を食べてしまわないように、介助者が取り除くとよいでしょう。嚥下障害の程度によって、揚げずに蒸した状態で提供することもあります。

ひき肉で作るカツ煮

カロリー 445kcal

塩分 3.1g

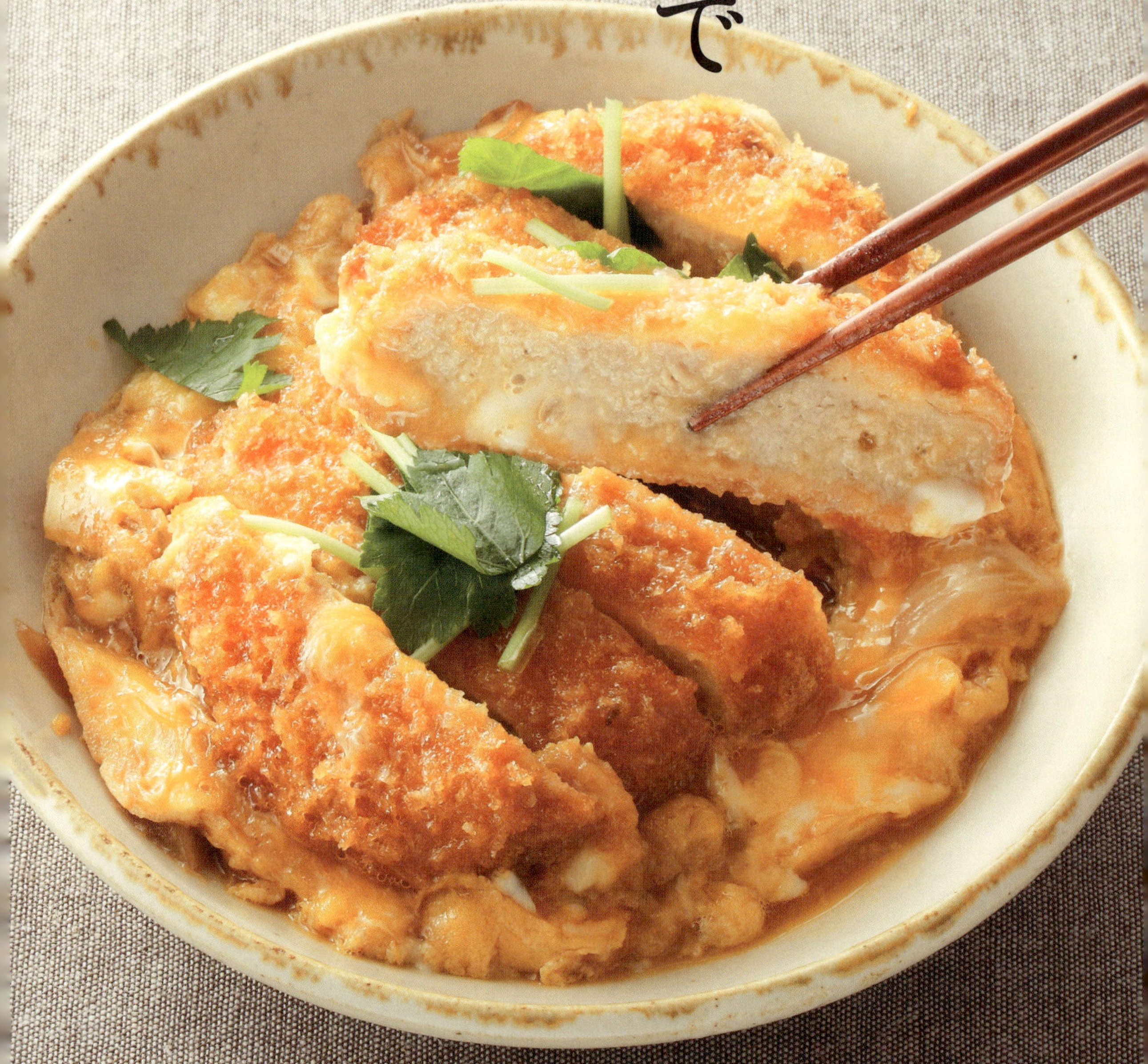

材料（2人分）

A	豚ひき肉	120g
	長いも	30g
	卵白	1個分
	片栗粉	小さじ1⅔（5g）
	おろししょうが	少々（1g）
小麦粉		大さじ1強（10g）
卵（衣用）		約⅓個分（16g）
パン粉		大さじ5強（16g）
サラダ油		大さじ1強（14g）
玉ねぎ		小⅔個（80g）
糸三つ葉		6本（10g）
卵		2個
B	和風だし汁	100cc
	砂糖	大さじ1（9g）
	しょうゆ	大さじ2（36g）
	みりん	大さじ1⅔（30g）

作り方

1 Aをフードプロセッサーに入れ、滑らかになるまで混ぜる。

2 1を小判形に成形する。十分に蒸気の上がった蒸し器に入れ、固まるまで蒸す。

3 2に小麦粉、割りほぐした卵（衣用）、パン粉を順につけてサラダ油で揚げる。

4 玉ねぎは繊維を断つように薄切りし、下茹でする。糸三つ葉は短めにカットする。

5 鍋にBと玉ねぎを入れて煮る。3のカツを切ってから鍋に加えてひと煮立ちさせる。割りほぐした卵を入れ、糸三つ葉を乗せて火をとめ、蓋をして蒸らす。

6 卵が固まったら器に盛る。

食べることは年をとった今でも大好きで、いつも食事の時間を楽しみにしています。ところが虫歯などになったこともなかった自慢の歯が、急に弱くなってしまって、**硬いものが食べられないのです。**このカツ煮が食卓に出てきたときは、ひと目見て「噛み切れないな」と思ったのですが、口に入れてみたらすごく軟らかい。**見た目や味は普通のカツなのに、食感は軟らかくて食べやすかった。**これならいくらでも食べられる！ とうれしくなって、食が進みました。

（70代・夫婦二人暮らし・男性）

栄養満点 おからバーグ

私は**塩分制限があり、便秘にも悩まされて**いました。しかし、普段の食事で塩分を減らしたり、便秘予防によいという食物繊維を増やしたりという工夫にはなかなか気がまわりません。おからは食物繊維が多いと聞きました。**ふんわりとして軟らかく、**あんがかかっているので、とても食べやすかったです。

（80代・夫婦二人暮らし・男性）

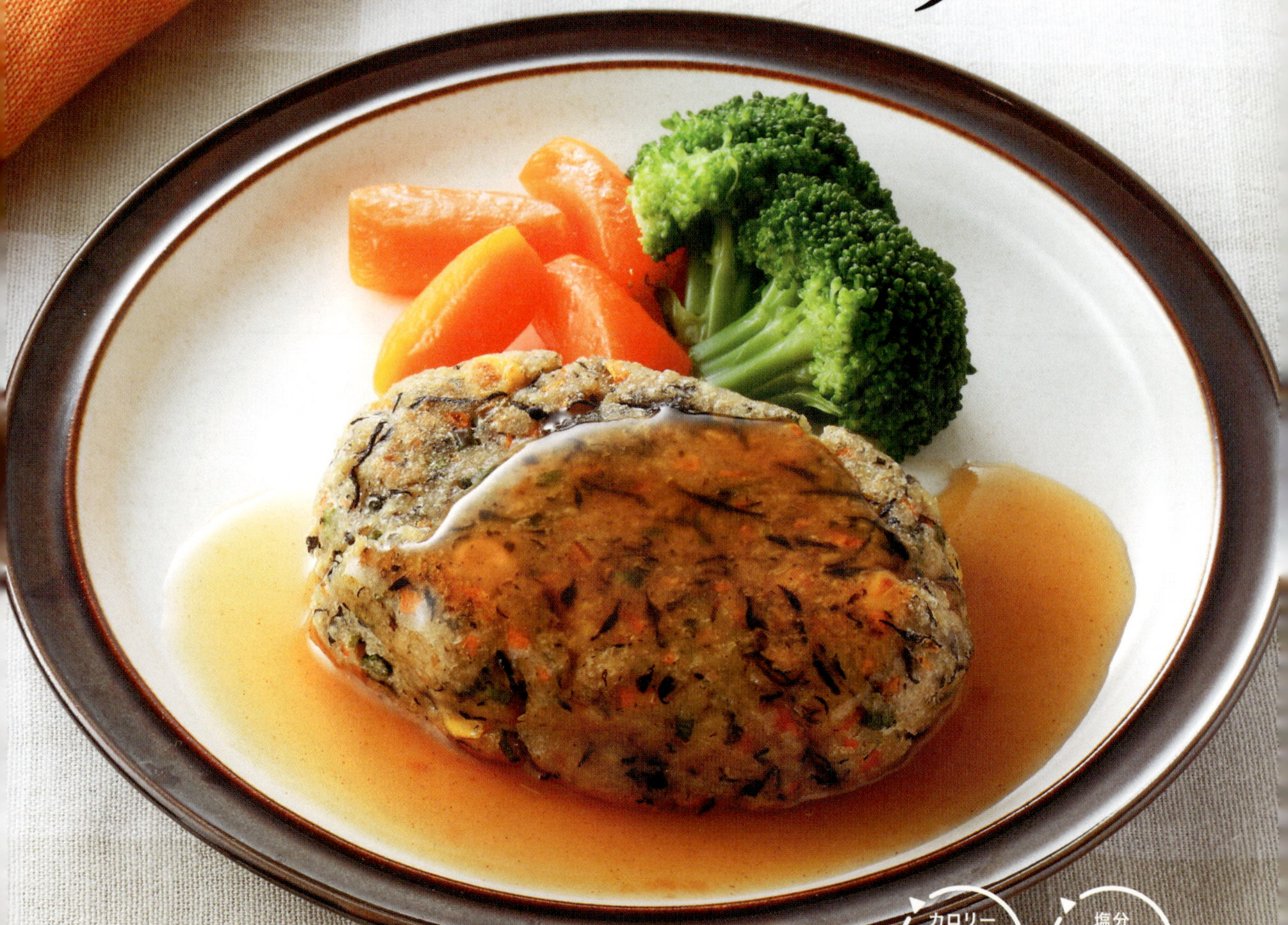

カロリー 201 kcal

塩分 1.0g

材料（2人分）

おから……80g
片栗粉……大さじ3（28g）
熱湯……40cc
にんじん……30g
ごぼう……20g
万能ねぎ……1本（4g）
ひじき（乾燥）……2g
コーン……10g
塩……少々（0.4g）
こしょう……少々（0.4g）
しょうゆ……少々（1.2g）
砂糖……大さじ2強（20g）
バター……小さじ½（2g）
サラダ油……小さじ1（4g）

［あん］

しょうゆ……小さじ1⅓（8g）
みりん……小さじ1⅓（8g）
砂糖……小さじ⅔（2g）
だし汁……60cc
片栗粉……小さじ⅔（2g）
おろししょうが……小さじ1（3g）

［付け合わせ］

ブロッコリー……2房（40g）
にんじん……40g

作り方

1 にんじんとごぼうはみじん切り、万能ねぎは小口切りにする。ひじきは水で戻して水気を切っておく。

2 おからと片栗粉をボウルに入れて軽く混ぜ、熱湯を注いでよく混ぜる。

3 2に粉っぽさがなくなったら1、コーン、塩、こしょう、しょうゆ、砂糖を加えてよくこねる。小判形に丸める。

4 バターとサラダ油を熱したフライパンで3の両面をじっくり焼く。

5 あんの材料を小鍋に入れて混ぜながら熱して、器に盛ったハンバーグにかける。付け合わせに茹でたブロッコリーとにんじんを添える。

・そよ風の栄養士から・

おからは栄養バランスがよいので、シニアに限らず家族皆で食べていただきたい食材です。肉は入れていないため、おからだけでは味がぼんやりするので、ひじきやコーンなどでアクセントをつけています。

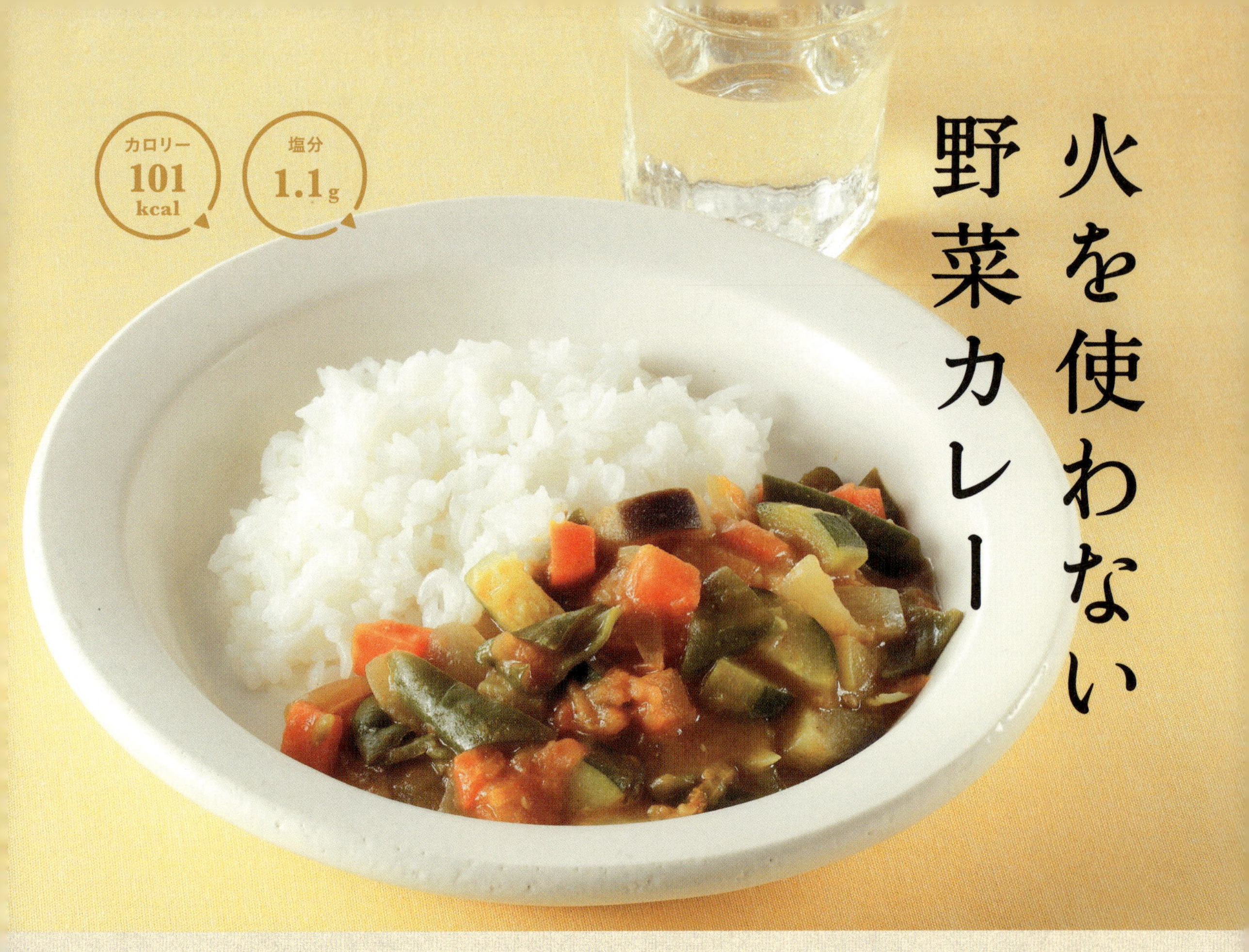

カロリー 101 kcal

塩分 1.1g

火を使わない野菜カレー

材料（2人分）

トマト	小½個（80g）
にんじん	60g
玉ねぎ	⅓個（60g）
なす	小1個（60g）
ズッキーニ	⅔本（60g）
ピーマン	2個（60g）
おろししょうが	小さじ½（2g）
おろしにんにく	小さじ½（2g）
水	100cc
カレールー	20g

作り方

1 トマトは粗めの角切り、にんじんと玉ねぎは角切り、なすとズッキーニは粗く皮をむいていちょう切り、ピーマンは乱切りにする。

2 深さのある耐熱容器に 1 とその他の材料をすべて入れ、混ぜ合わせてから電子レンジで軟らかくなるまで加熱する（2人前で500W10分、3人前で700W10分）。

すべての材料を深めの耐熱容器に入れてレンジで加熱するだけなので簡単。熱くなるので火傷に注意しましょう。

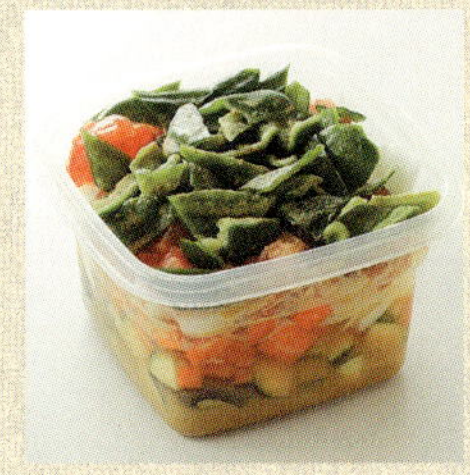

Part
1
▼

制限食レシピ

病院で栄養指導を受けました。
病気に合わせた食事を作りたいのですが…

高血圧や腎臓疾患などで
減塩が必要

» 減塩メニュー

腎臓病でタンパク質の量を
制限されている

» タンパク質少量メニュー

糖尿病で糖質制限、
カロリーオフしたい

» 糖尿病メニュー

高脂血症で
摂取エネルギーを抑えたい

» 高脂血症メニュー

減塩

山椒の香りで食欲増進

鶏と野菜の山椒炒め

カロリー
93
kcal

塩分
0.4g

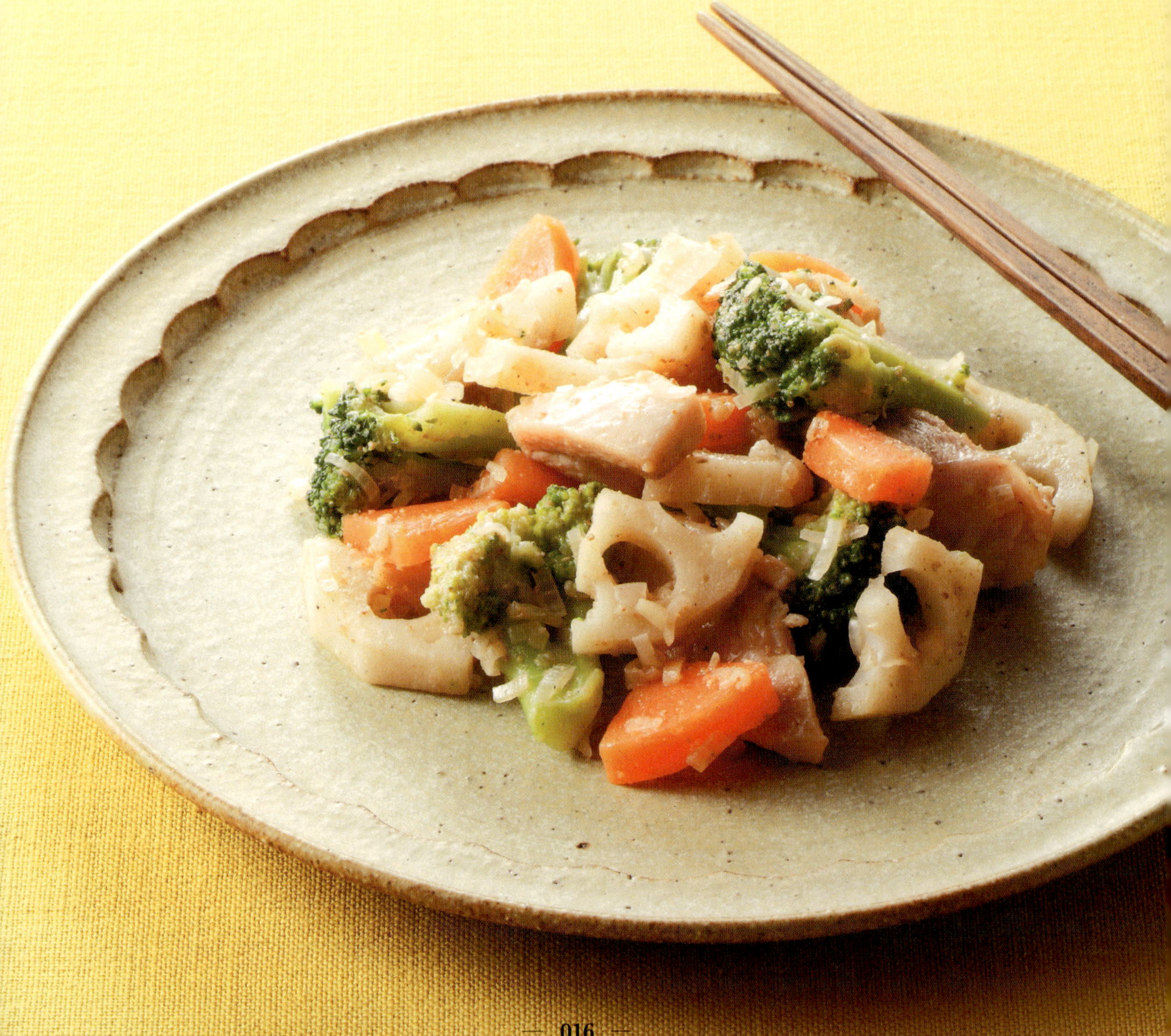

材料（2人分）

鶏もも肉……60g
塩……少々（0.2g）
酒……少々（1g）
にんじん……20g
れんこん……16g
長ねぎ……$\frac{1}{4}$本（20g）
ブロッコリー……30g
A 酒……小さじ1弱（4g）
　塩……少々（0.6g）
　粉山椒……少々（0.4g）
ごま油……小さじ$\frac{2}{3}$（3g）

作り方

1 鶏もも肉は小さめのひと口大に切り、塩、酒で下味をつける。

2 にんじんとれんこんはいちょう切り、長ねぎはみじん切りにする。ブロッコリーは小房に分けて茹でる。

3 フライパンにごま油を敷き、長ねぎを炒めて香りを出した後、1を入れて炒める。

4 3にれんこん、にんじんを加えて炒める。ブロッコリーも加えてさっと炒め、Aで味をつける。

・そよ風の栄養士から・

山椒を合わせ調味料として他の調味料と一緒に最後に加えることで、香りが残り、塩分が少なくてもおいしく食べられます。塩分を少なくするときは、香りのある野菜や香辛料を使うと上手に減塩できます。

高齢の夫婦二人暮らしで、炒め物を作る機会はほとんどありません。炒め物を作るとしても、**塩分制限のある夫のために塩を減らすと味気なく**、決しておいしいものではありませんでした。この山椒炒めは、塩分はとても少ないのに、**山椒の香りがすることで味の薄さを感じさせません。**普段ほとんど使わない山椒ですが、こんな使い方があるなら常備しておこうと思います。

（70代・夫婦二人暮らし・女性）

大葉の和風サラダ
春キャベツと

大葉と青のりの風味を生かす

カロリー 18 kcal

塩分 0.3g

材料（2人分）

- キャベツ …… 60g
- 大葉 …… 2枚（2g）
- にんじん …… 20g
- コーン …… 10g
- しょうゆ …… 小さじ⅔（4g）
- すりごま …… 小さじ2弱（4g）
- 青のり …… 少々（0.4g）

作り方

1. キャベツと大葉は太めの千切り、にんじんは細めの千切りにする。
2. キャベツ、にんじん、コーンは熱湯でさっと茹でて水気を切り、しょうゆで和える。
3. 大葉、すりごま、青のりを加えて混ぜ合わせる。

・そよ風の栄養士から・

大葉や青のりの香り、キャベツやコーンの甘みで薄味をカバーできます。

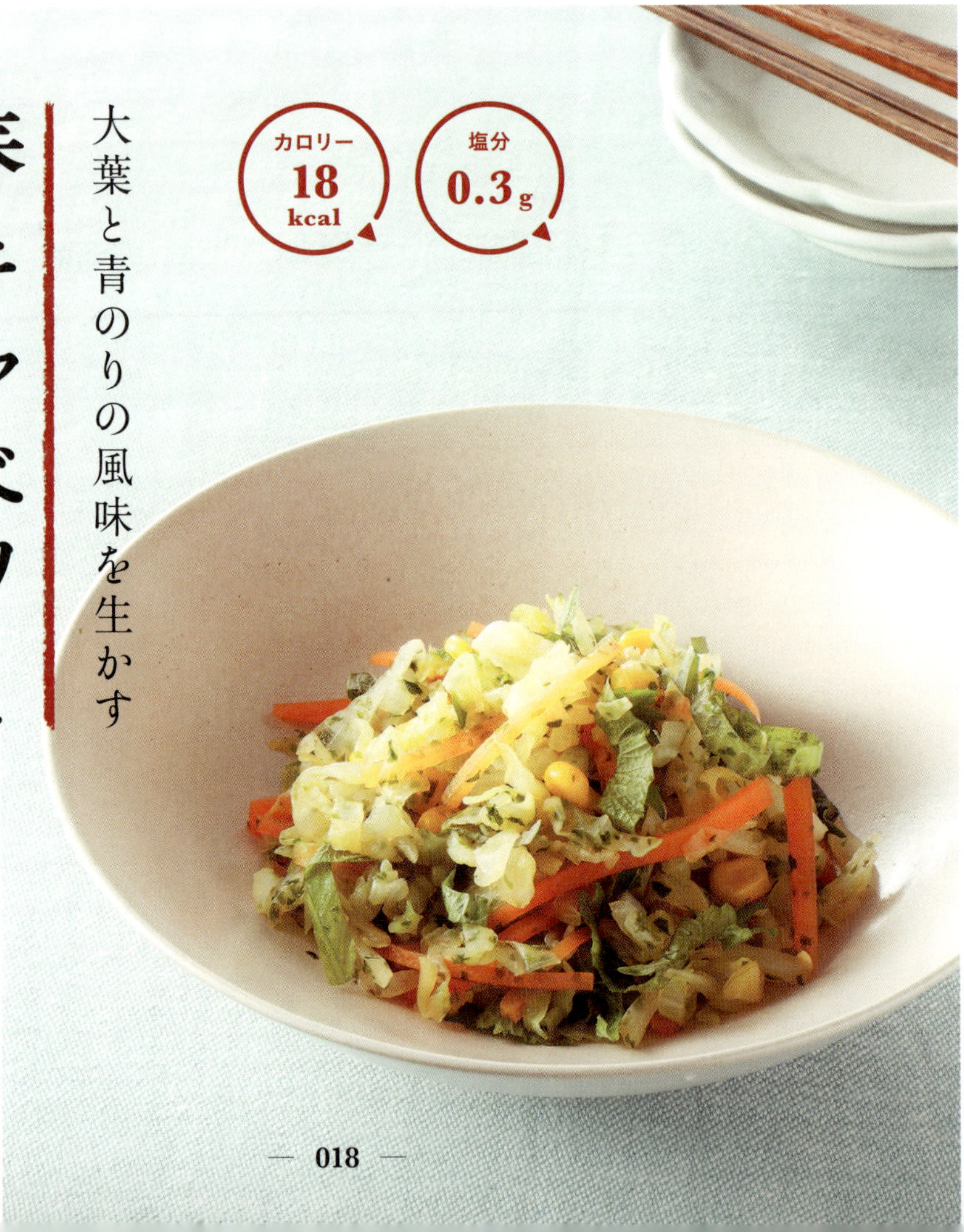

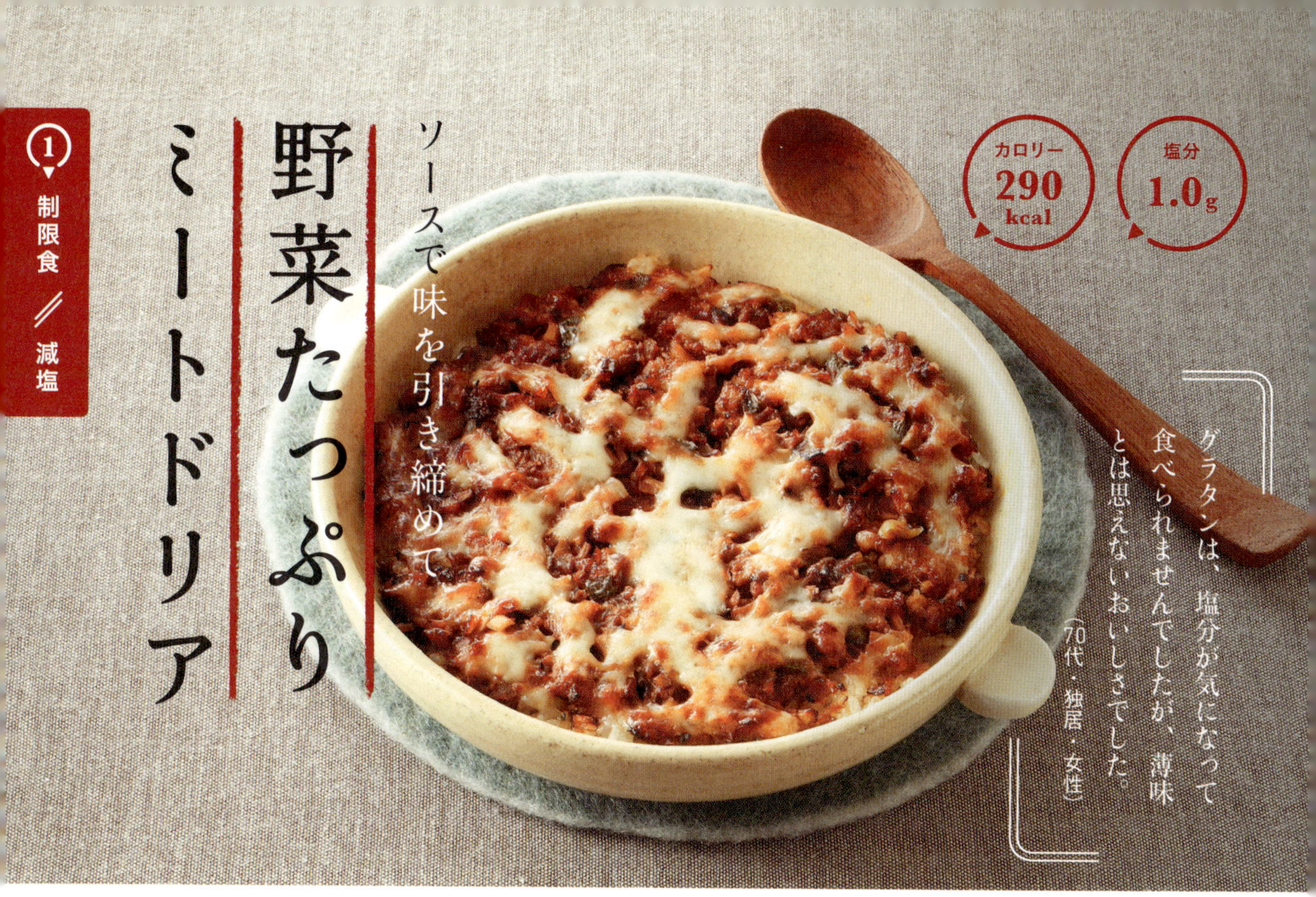

① 制限食 // 減塩

ソースで味を引き締めて

野菜たっぷりミートドリア

カロリー 290kcal　塩分 1.0g

グラタンは、塩分が気になって食べられませんでしたが、薄味とは思えないおいしさでした。（70代・独居・女性）

材料（2人分）

［バターライス］

- ご飯……110g
- バター……小さじ½（2g）
- 乾燥パセリ……少々（1g）

［ミートソース］

- 豚ひき肉……40g
- 玉ねぎ……30g
- にんじん……14g
- ピーマン……14g
- しいたけ……1枚（14g）
- れんこん……14g
- ごぼう……14g
- サラダ油……小さじ½強（2.6g）
- 塩……少々（0.2g）
- こしょう……少々（0.06g）
- ケチャップ……小さじ4弱（18g）
- ウスターソース……小さじ1（6g）
- コンソメ（顆粒）……少々（0.06g）
- 溶けるチーズ……20g

作り方

1 野菜はすべてみじん切りにする。

2 フライパンにサラダ油を敷き、玉ねぎが透き通るまで炒めたら、豚ひき肉を入れ、塩、こしょうを加えて炒める。1を加えて炒め、全体に火が通ったら、ケチャップ、ウスターソース、コンソメで味をととのえる。

3 ボウルにご飯、バター、乾燥パセリを入れて混ぜ合わせ、バターライスにする。

4 耐熱容器にバターを塗り（分量外・1人1g）、3、2の順に重ね、溶けるチーズを全体に広げて乗せる。オーブントースターで約15分焼く。

カロリー
31
kcal

塩分
0.3g

レモンの香りで減塩効果を高める

ほうれん草と しらすのレモン炒め

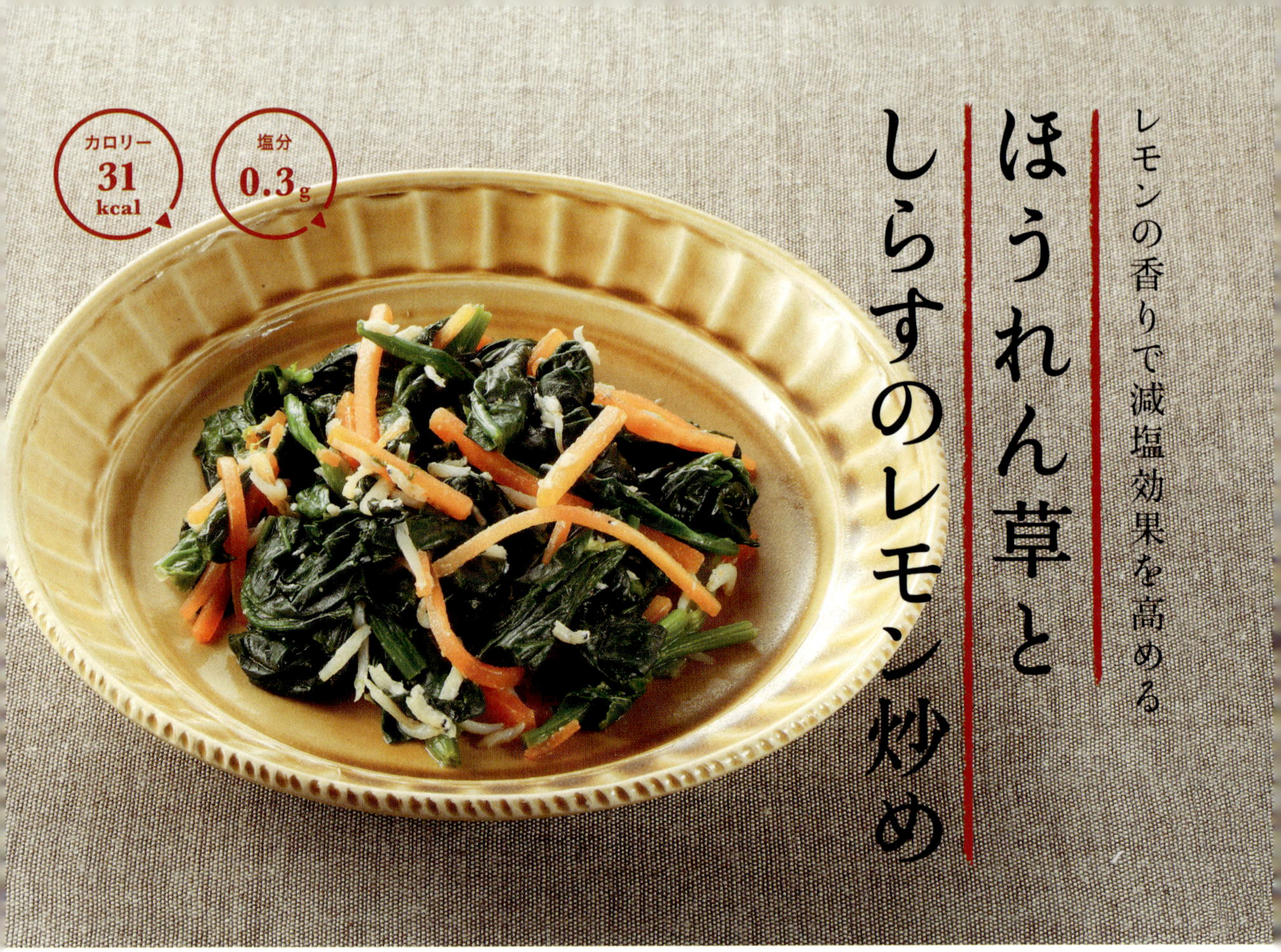

材料（2人分）

ほうれん草……½束（80g）
にんじん……10g
しらす干し……10g
レモン汁……小さじ⅓弱（1.4g）
しょうゆ……小さじ⅓（2g）
白ごま……小さじ⅓（1g）
サラダ油……小さじ½（2g）

・そよ風の栄養士から・

レモンなどの柑橘類を調味料として使うと風味が残り、減塩にも有効です。

作り方

1 にんじんは3㎝長さの千切り、ほうれん草も3㎝幅に切って茹でる。しらす干しは熱湯にくぐらせる。

2 レモン汁としょうゆを小鍋に入れて火にかけ、ひと煮立ちさせる。

3 フライパンにサラダ油を敷き、*1* を炒め、その後 *2* を加えて合わせるように炒める。

4 器に盛って白ごまをかける。

① 制限食 // 減塩

カロリー 83 kcal

塩分 0.0g

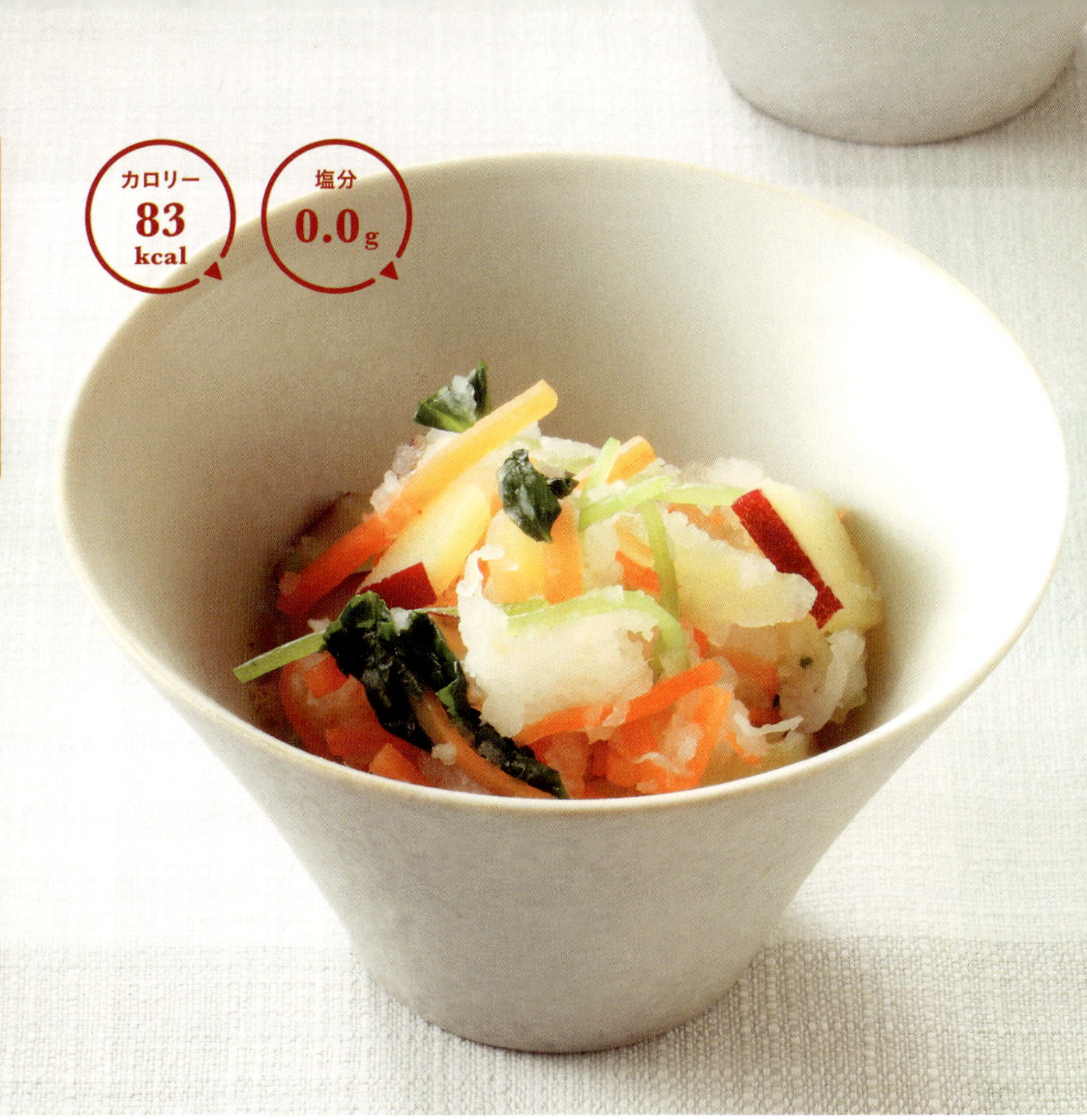

大根おろし+酢でさっぱり

野菜のおろし和え

材料（1人分）

さつまいも	60g
にんじん	20g
大根	60g
三つ葉	6g
酢	小さじ1（5g）
砂糖	小さじ1（3g）
サラダ油	小さじ1½（6g）

作り方

1 さつまいもは短冊切り、にんじんは千切り、大根はすりおろす。三つ葉は食べやすい大きさに切る。

2 さつまいも、にんじんは軟らかくなるまで、三つ葉はさっと茹でる。

3 大根おろしに酢、砂糖、サラダ油を加えて和える。

4 さつまいもとにんじんを 3 で和えて器に盛り、三つ葉を飾る。

・そよ風の栄養士から・

酢に加えて、三つ葉や大葉、みょうがなどの香味野菜が減塩に役立ちます。

タンパク質少量

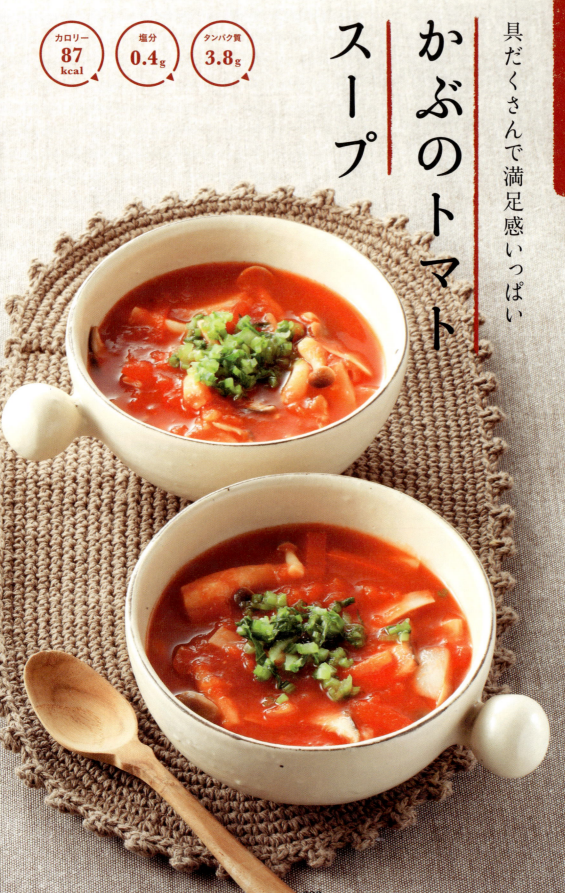

具だくさんで満足感いっぱい

かぶのトマトスープ

カロリー 87kcal

塩分 0.4g

タンパク質 3.8g

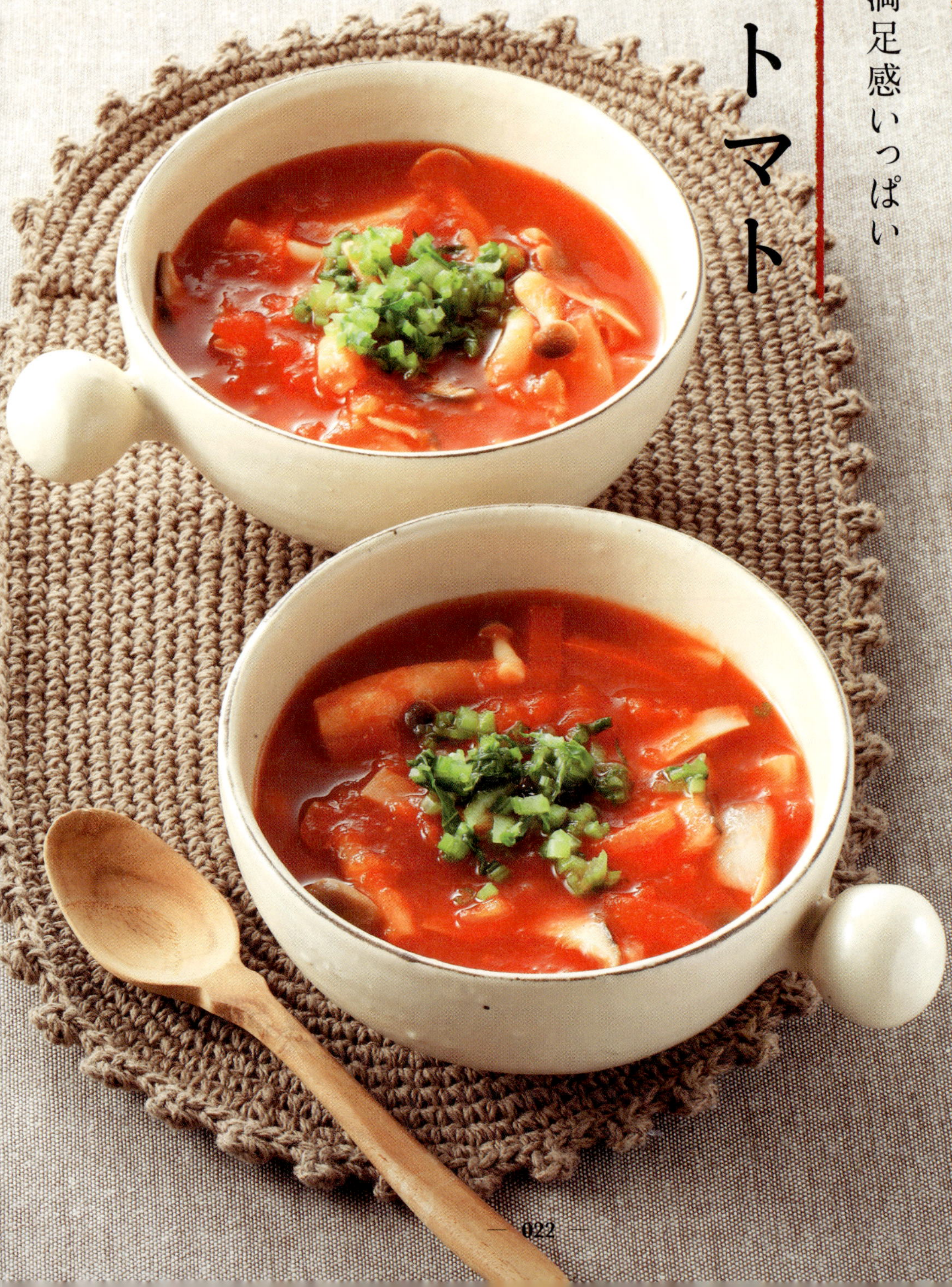

材料（2人分）

かぶ	1個（60g）
かぶの葉	30g
エリンギ	1本（30g）
しめじ	2/3パック（30g）
パプリカ（赤）	1/5個（30g）
トマト水煮（缶詰）	100g
コンソメ（顆粒）	小さじ1（2g）
こしょう	少々（0.06g）

作り方

1 かぶはいちょう切り、かぶの葉はみじん切り、エリンギ、しめじは食べやすい大きさにほぐす。パプリカは千切りにする。

2 鍋に1とトマト水煮、コンソメを入れて野菜が軟らかくなるまで煮る。

3 こしょうで味をととのえる。

・そよ風の栄養士から・

タンパク質制限のある人は、塩分や水分も制限されているケースが多くあります。そこで塩分はコンソメだけにし、トマトのおいしさで食べるスープに。スープで水分を取れば、むやみにお茶を飲むことも少なくなります。

腎臓の機能が低下していることから、**タンパク質を摂り過ぎないように**との栄養指導を受けました。でもタンパク質を減らそうとすると食事の量自体が減り、今度は**エネルギー量が減ってしまった**のです。特に朝ごはんは、パンを少しとインスタントスープで済ませてしまうことも。このトマトスープなら、**タンパク質が少ない代わりに、かぶやきのこなど具だくさんで大満足**でした。水分も取り過ぎないようにしているのですが、それも解消できています。

（80代・独居・女性）

野菜でボリュームを保つ ミートコロッケ

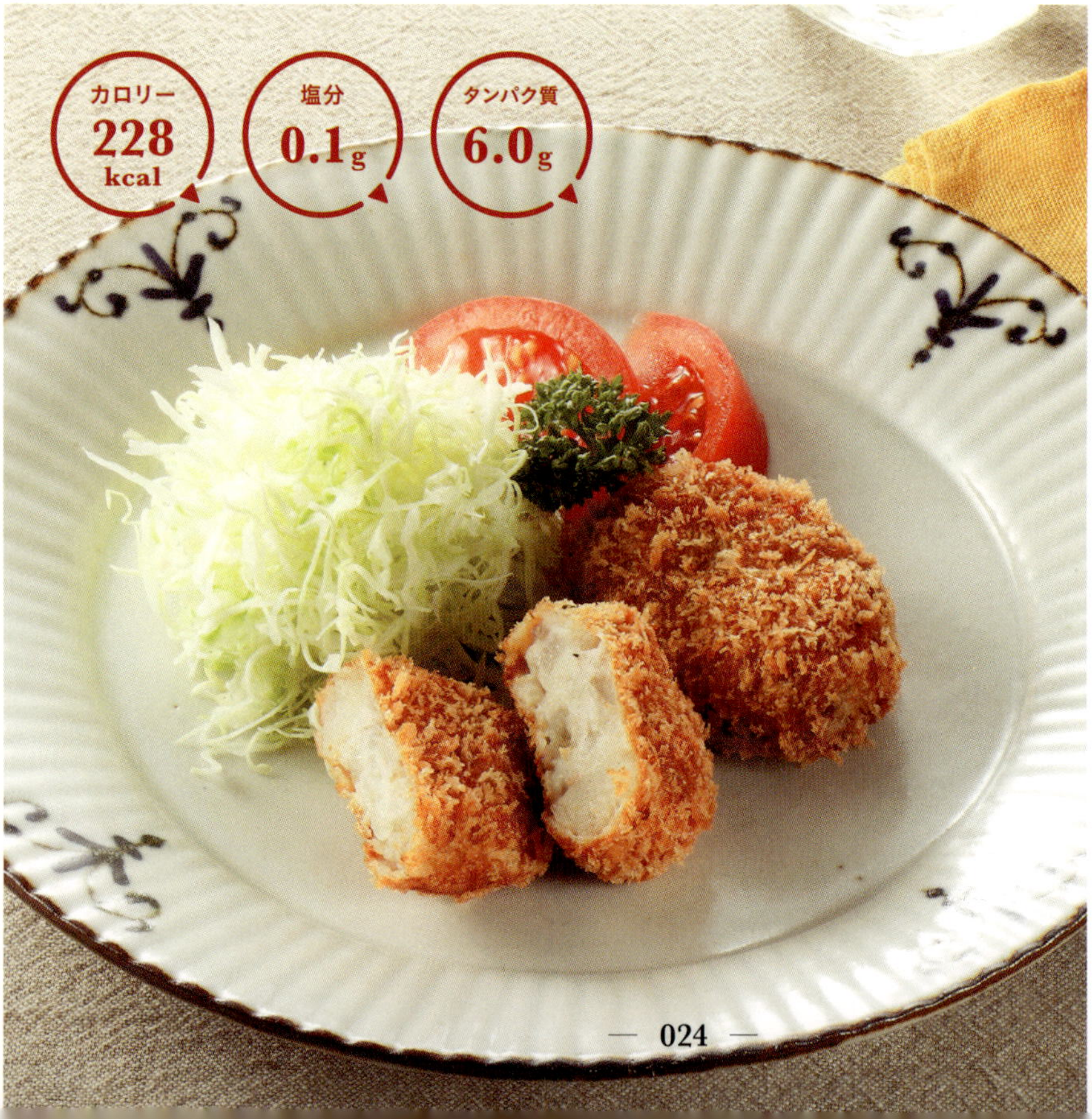
カロリー 228 kcal
塩分 0.1g
タンパク質 6.0g

材料（2人分）

合いびき肉	34g
じゃがいも	小1個（100g）
玉ねぎ	⅕個（40g）
にんじん	6g
こしょう	少々（0.06g）
バター	小さじ1強（5g）
小麦粉	小さじ2⅔（8g）
溶き卵	⅕個分（6g）
パン粉	大さじ3⅓（10g）
サラダ油	小さじ4（16g）
キャベツ	12枚（60g）
トマト	¼個（40g）

作り方

1 じゃがいもはふかしてからつぶす。玉ねぎ、にんじんはみじん切りにする。

2 1と合いびき肉、こしょう、バターを混ぜ合わせてコロッケの種を作り、丸く成形する。

3 2に小麦粉、溶き卵、パン粉の順につけて、170～180℃に熱したサラダ油で揚げる。

4 器にコロッケを盛り、千切りにしたキャベツ、くし形切りにしたトマトを添える。

・そよ風の栄養士から・

タンパク質のひき肉を少なくした分、にんじんでボリュームアップします。

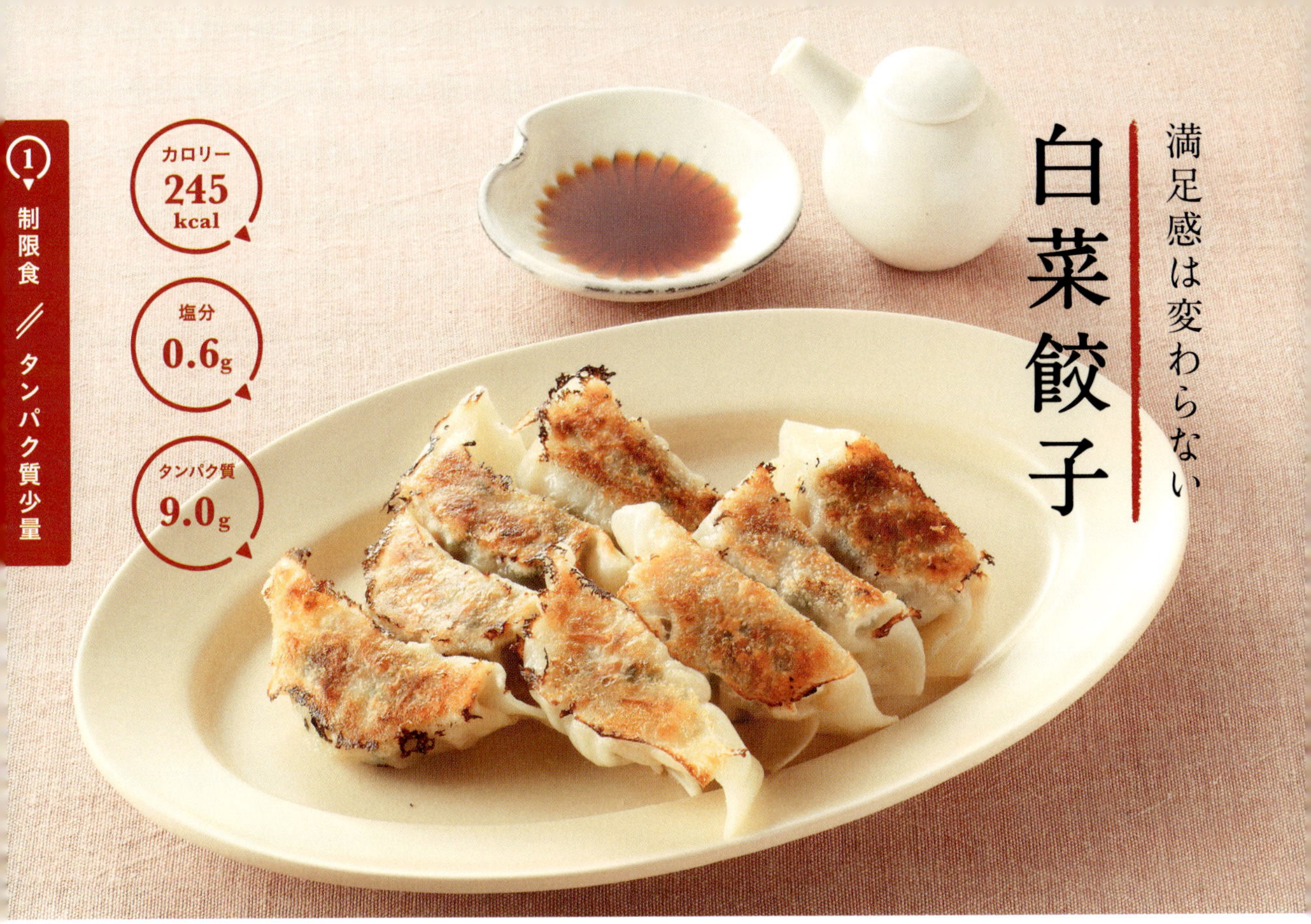

カロリー
245 kcal

塩分
0.6g

タンパク質
9.0g

満足感は変わらない
白菜餃子

材料（作りやすい分量：3人分）

餃子の皮……24枚（135g）
合いびき肉……60g
白菜……1枚（90g）
にら……⅗束（60g）
春雨（乾燥）……15g
A | おろししょうが……小さじ1½（6g）
 | おろしにんにく……小さじ¾（3g）
 | しょうゆ……小さじ2（12g）
ごま油……大さじ1（12g）

作り方

1 白菜は5㎜角に切って塩（少々・分量外）を振り、水が出たら固くしぼる。

2 にらは5㎜幅に切る。春雨は熱湯で茹でて5㎜の長さに切る。

3 ボウルに合いびき肉、*1*、*2*、Aを入れて混ぜ、24等分にして餃子の皮で包む。

4 フライパンにごま油を敷き、餃子を並べて焼く。底に焦げ目がついたら水（分量外）を全体に回し入れ、蓋をして蒸し焼きにする。

・そよ風の栄養士から・

肉は少なめにしてタンパク質減に。春雨でボリュームを出しています。

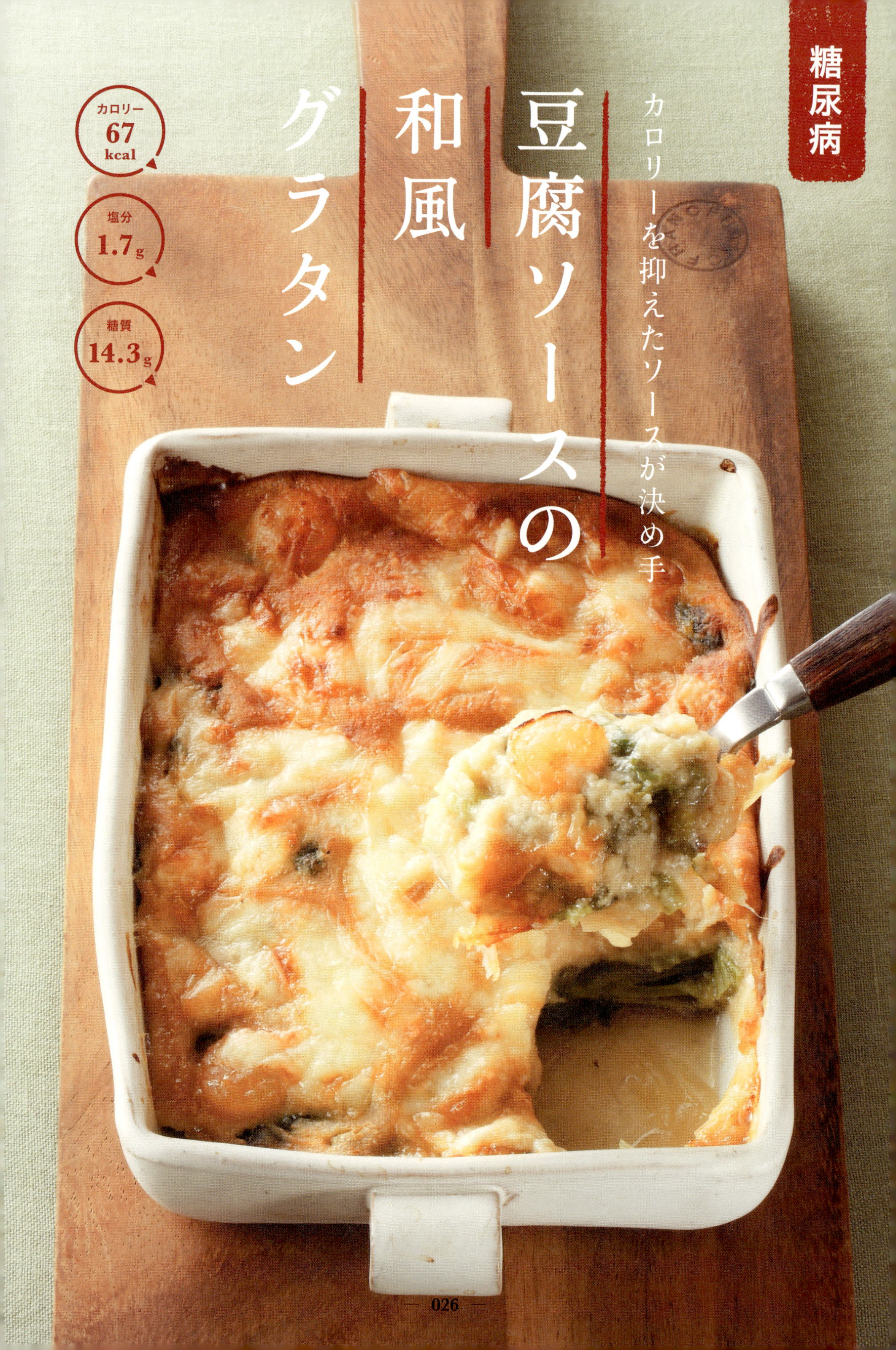

糖尿病

豆腐ソースの和風グラタン

カロリーを抑えたソースが決め手

カロリー 67kcal

塩分 1.7g

糖質 14.3g

材料（2人分）

菜の花……40g
玉ねぎ……20g
むきエビ……10g
溶けるチーズ……大さじ2（10g）

［ソース］

絹豆腐……40g
A
- とろろ（長いものすりおろし）……40g
- みそ……小さじ1（6g）
- しょうゆ……小さじ⅔（4g）
- 砂糖……小さじ⅔（2g）

作り方

1 菜の花は3㎝幅に切って熱湯で茹でる。玉ねぎは横半分に切って薄切りにする。

2 フライパンで玉ねぎとむきエビを炒める。

3 絹豆腐を崩し、Aを加えて混ぜ、ソースを作る。

4 菜の花と2、3のソースを混ぜ合わせ、耐熱皿に盛る。溶けるチーズを乗せてオーブントースターで約20分焼く。

・そよ風の栄養士から・

小麦粉とバターを使うグラタンは、血糖値をコントロールしにくいもの。そこでそれらを使わず、豆腐と長いもでソースを作り、みそをプラスして味をハッキリとさせています。菜の花はほうれん草などに代えてもOK！

年をとってもたまには洋風の料理を食べたいと思いますが、**糖尿病の治療中で、食べ過ぎはもちろん、エネルギーの摂り過ぎにも気を使っている**ため、実際にはなかなか食べることができません。特にグラタンはバターやチーズでエネルギーを摂り過ぎてしまいそうで、食べたくても避けるしかありませんでした。ホワイトソースの代わりに**豆腐やとろろを使ったこのグラタンなら、制限食とは思えないおいしさ**で、家族皆で喜んで食べられます。

（60代・二世帯同居・女性）

定番の煮物に
大根おろしをプラス

鶏肉と根菜のみぞれ煮

カロリー 134kcal

塩分 1.0g

糖質 11.0g

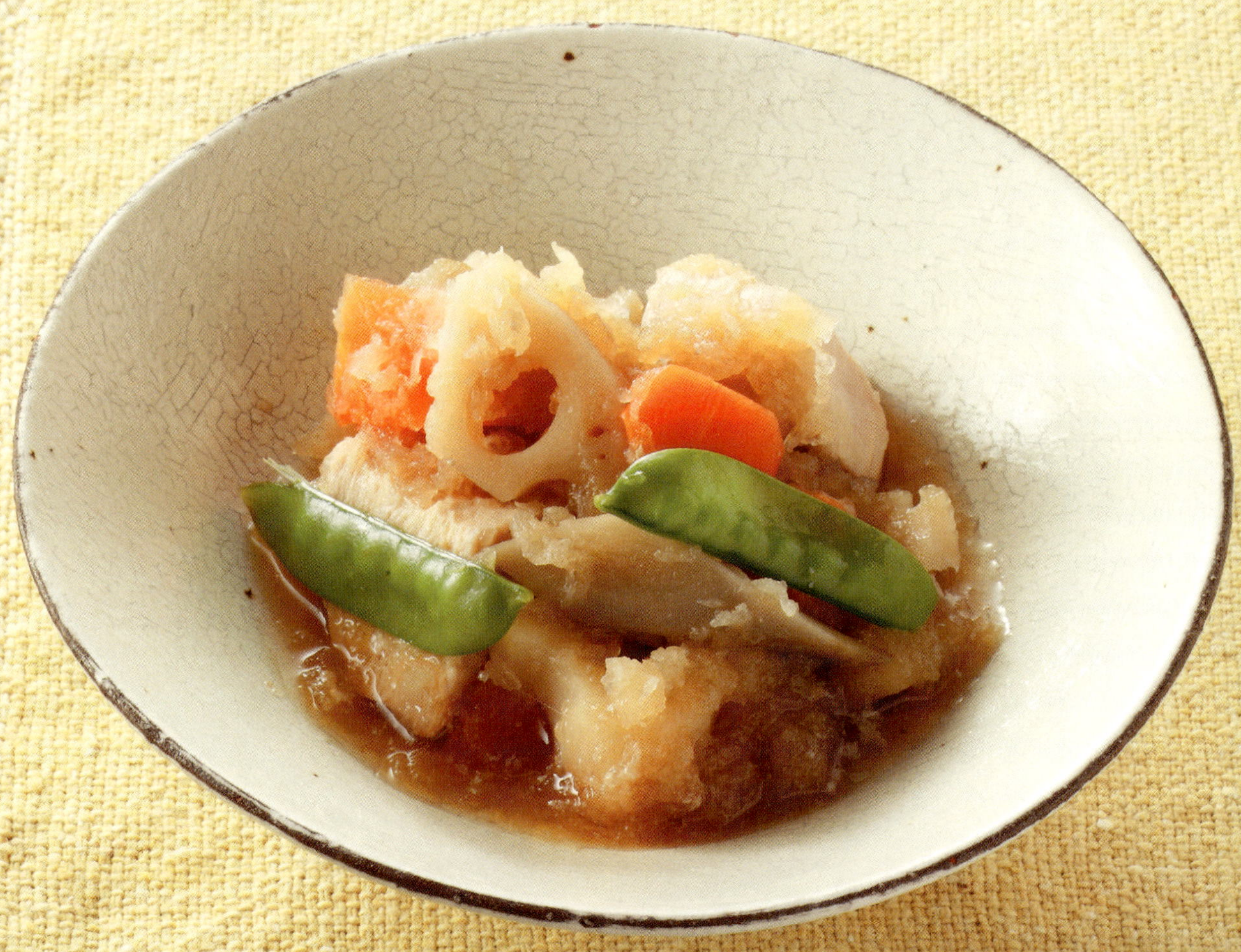

材料（2人分）

鶏むね肉……80g
れんこん……40g
にんじん……20g
ごぼう……40g
大根おろし……80g
だし汁……80cc
しょうゆ……小さじ2（12g）
砂糖……小さじ2⅔（8g）
絹さや……4枚（6g）

作り方

1 鶏むね肉は小さめのひと口大、れんこん、にんじん、ごぼうは乱切りにする。

2 鍋にだし汁、1、しょうゆ、砂糖、大根おろしを入れて煮る。

3 器に盛り、さっと茹でた絹さやを飾る。

・そよ風の栄養士から・

定番の煮物はシニアの方に好まれる人気のメニューです。根菜は食物繊維が多く摂れるだけでなく、噛むことで満足感が得られ、食べる量を抑えられます。

普段の食事では、どうしても食べ過ぎてしまい、**糖尿病の栄養指導をしていただくたびに「食べる量に気をつけて」と言われて**います。根菜を使った煮物はヘルシーとはいえ、毎日だと飽きてしまうと思っていましたが、**大根おろしが入ると少しさっぱりして、味に変化が出ます**。根菜はよく噛むことで満足感が出るそうですから、家でも度々作ってみようと思いました。食物繊維が多く、血糖値が上がりにくいのも糖尿病患者にはうれしいですね。

（70代・独居・男性）

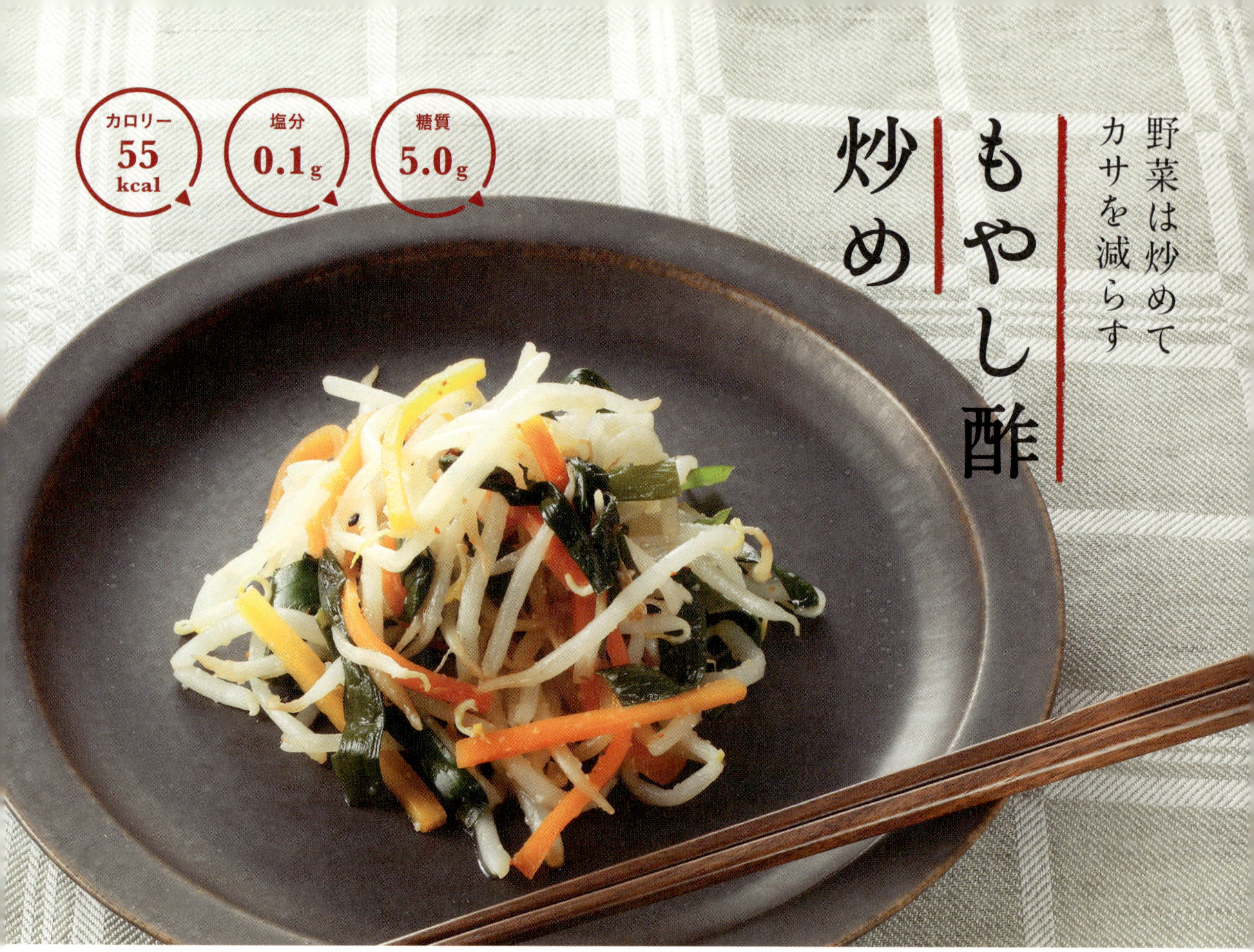

カロリー 55 kcal

塩分 0.1g

糖質 5.0g

野菜は炒めてカサを減らす
もやし酢炒め

材料（2人分）

もやし	⅔袋（80g）
にんじん	20g
にら	⅖束（20g）
七味唐辛子	少々（0.4g）
おろしにんにく	小さじ1（4g）
みりん	小さじ1⅔（10g）
酢	小さじ2弱（8g）
サラダ油	小さじ1（4g）

作り方

1 にんじんは千切り、にらは3㎝の長さに切る。

2 フライパンにサラダ油を敷き、にんじん、もやし、にらの順に加えて炒め、七味唐辛子、おろしにんにく、みりん、酢を加えて味をととのえる。

・そよ風の栄養士から・

炒めてカサを減らした大量のもやしをよく噛むことで満足感が得られ、食べる量を減らせます。

カロリー 109 kcal
塩分 0.6g
糖質 5.8g

マスタードでさっぱり、食べやすい

蒸し鶏のマスタードサラダ

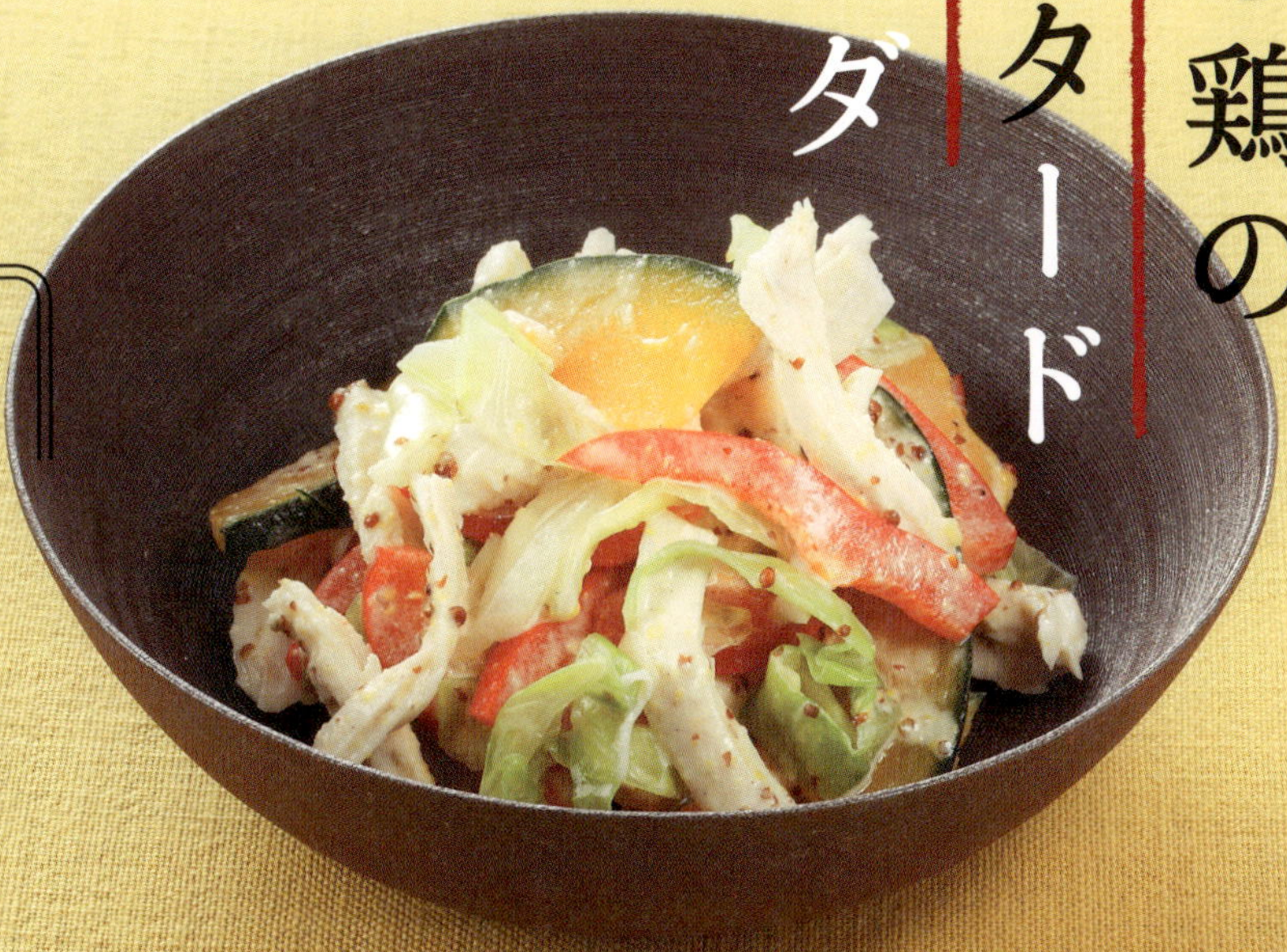

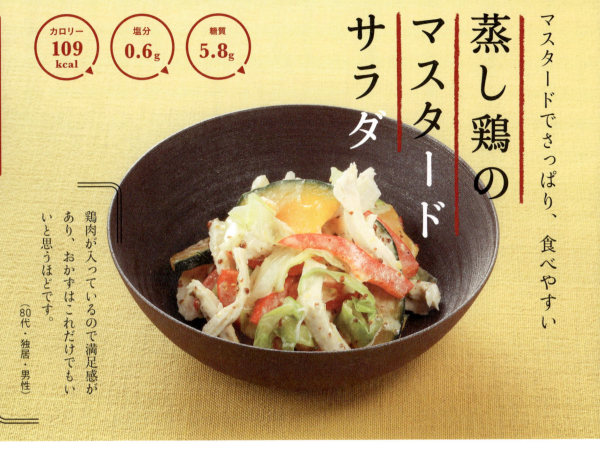

鶏肉が入っているので満足感があり、おかずはこれだけでもいいと思うほどです。（80代・独居・男性）

材料（2人分）

- 鶏むね肉 …… 40g
- 酒 …… 小さじ1（4g）
- キャベツ …… 小1枚（30g）
- パプリカ（赤） …… 20g
- かぼちゃ …… 10g
- マヨネーズ …… 小さじ1弱（5g）
- 粒マスタード …… 小さじ½（3g）
- はちみつ …… 少々（1g）
- 塩 …… 少々（0.4g）
- こしょう …… 少々（0.4g）

作り方

1 鶏むね肉は耐熱皿に乗せて酒を振り、ラップをかけて600Wの電子レンジで1分30秒加熱する。

2 1が冷めたら鶏むね肉を割いて食べやすい大きさにする。

3 キャベツは3㎝幅に切り、熱湯で茹でる。パプリカは千切り、かぼちゃは薄切りにして、それぞれ茹でる。

4 2と3、調味料を混ぜ合わせる。

高脂血症

炒め物で簡単に
コレステロール対策

アサリとブロッコリーのソテー

カロリー 35 kcal

塩分 1.1 g

脂質 0.2 g

コレステロール 6 mg

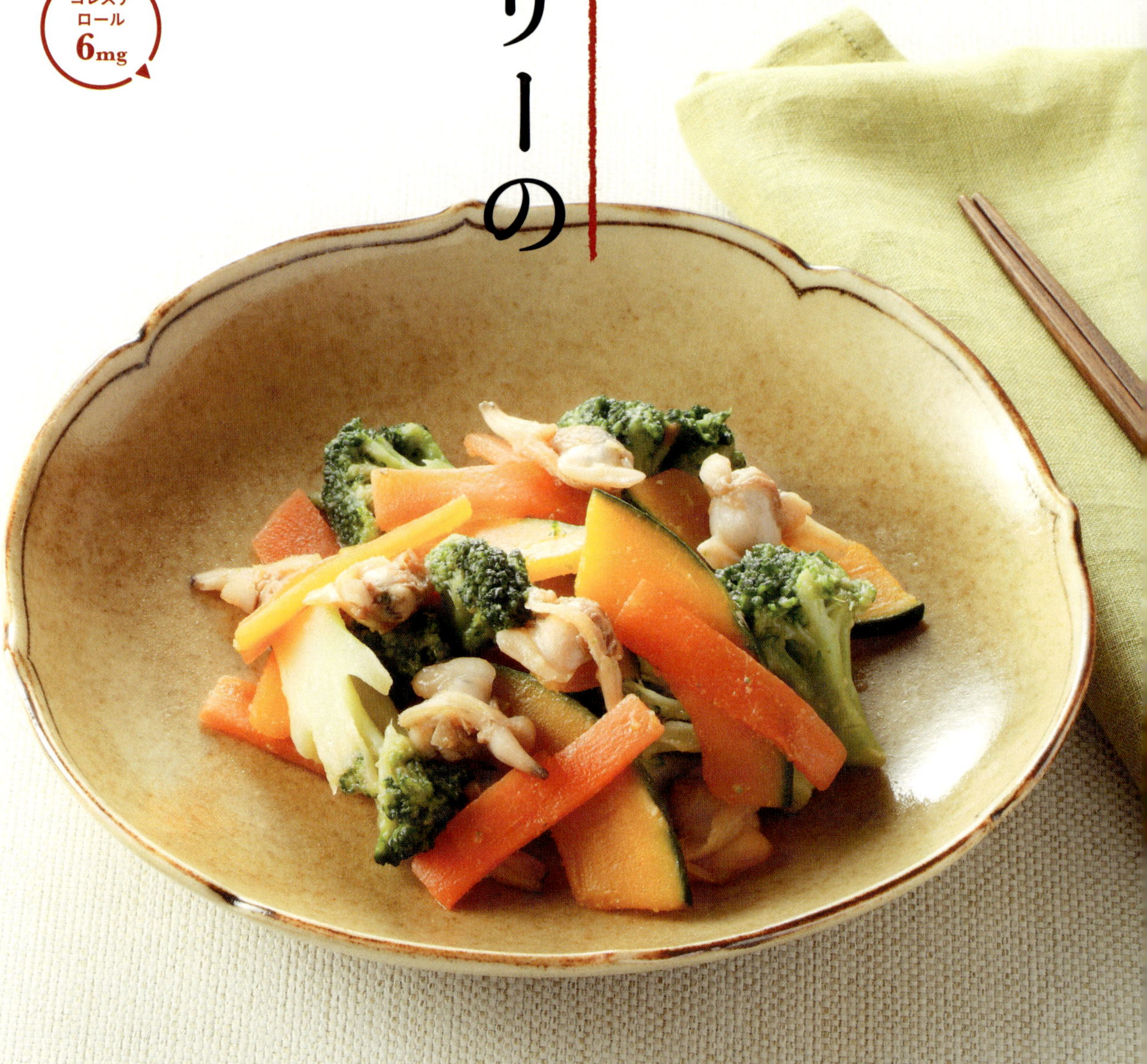

材料（2人分）

- アサリ……30g
- ブロッコリー……50g
- にんじん……20g
- かぼちゃ……20g（5mmスライス10枚）
- おろしにんにく……少々（1g）
- 塩……少々（1g）
- しょうゆ……小さじ⅔（4g）
- サラダ油……小さじ½（2g）

作り方

1. ブロッコリーは小房に分けて茹で、にんじんは3cm長さの薄切り、かぼちゃは5mm厚さの薄切りにする。
2. フライパンにサラダ油を敷き、アサリ、にんじん、かぼちゃを炒め、ブロッコリーを加えてさらに炒める。
3. 2におろしにんにく、塩、しょうゆを加えて味をととのえる。

・そよ風の栄養士から・

アサリとブロッコリーは、飽和脂肪酸を抑えてコレステロールを下げてくれるといわれています。また食物繊維が豊富なブロッコリーは、コレステロールの吸収を抑える動きもあるとされます。にんにくの香りで薄味でも食べやすくした一品です。

コレステロール値が高く、**高脂血症と診断されました**。そこで普段の食事では、ベーコンやチーズなどコレステロールを上げてしまうものや、卵のようにコレステロールの多い食べ物を避けているのですが、それで精一杯でした。**コレステロールを下げる働きのある食材を使い**、こんなふうに簡単に料理できるなら、どんどん取り入れていこうと思います。色が鮮やかなのも、食卓が明るくなってうれしいですね。

（70代・夫婦二人暮らし・女性）

気になるコレステロール値をダウン

切り昆布のネバネバサラダ

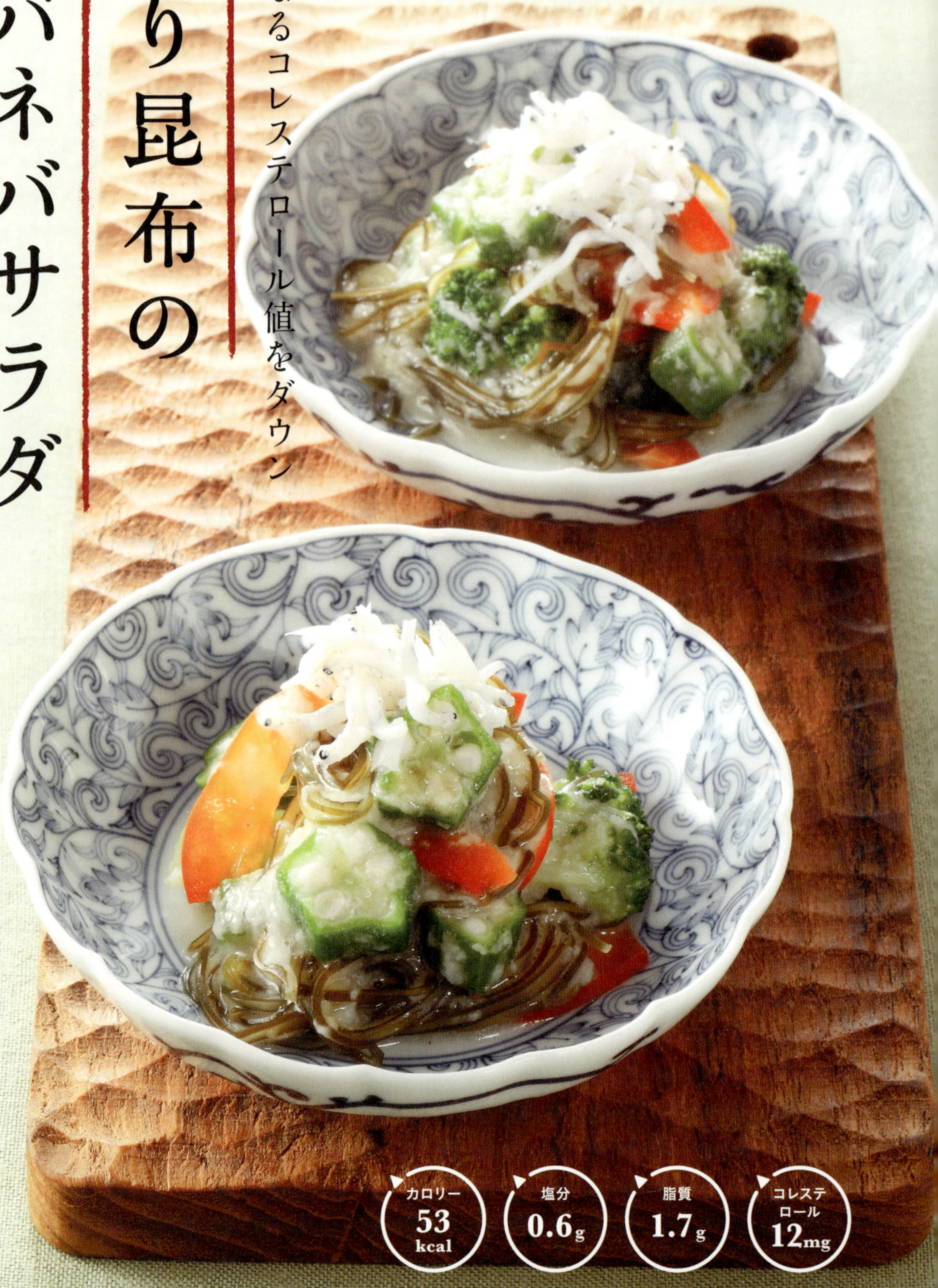

カロリー 53 kcal

塩分 0.6g

脂質 1.7g

コレステロール 12mg

材料（2人分）

刻み昆布（乾燥）……2g
山いも……30g
しらす干し……10g
ブロッコリー……20g
パプリカ（赤）……10g
オクラ……2本（20g）
ごま油……小さじ½（2g）
酢……小さじ1弱（4g）
しょうゆ……小さじ⅓（2g）

作り方

1 刻み昆布は熱湯で茹でて、ザルにあげて水で洗った後、食べやすい大きさに切る。山いもは短冊切り、ブロッコリーは小房に分けて熱湯で茹でる。パプリカは千切り、オクラは小口切りにする。

2 パプリカとオクラは熱湯で茹でる。しらす干しもさっと茹でる。

3 すべての材料を混ぜ合わせて器に盛り、上にしらす干しを飾る。

・そよ風の栄養士から・

ミネラルや食物繊維の多い海藻類は、コレステロールを下げる動きがあるといわれています。調味料にごま油と酢を使うとドレッシングのようになり、すべての材料を混ぜることで昆布から旨みが出ておいしくなります。

刻み昆布のような乾物は、煮物に使うくらいしか思いつかず、一度買うと余りがちでした。同居している孫たちは煮物があまり好きではないので、こんなふうに違う使い方ができるのはいいですね。しかも**コレステロールと中性脂肪、どちらの値も高い**私にとって海藻は最適な食材。食事療法のせいで、いつも同じような料理ばかり食べていたので、**ちょっと目先の変わったサラダはうれしかった**です。

（70代・二世帯同居・男性）

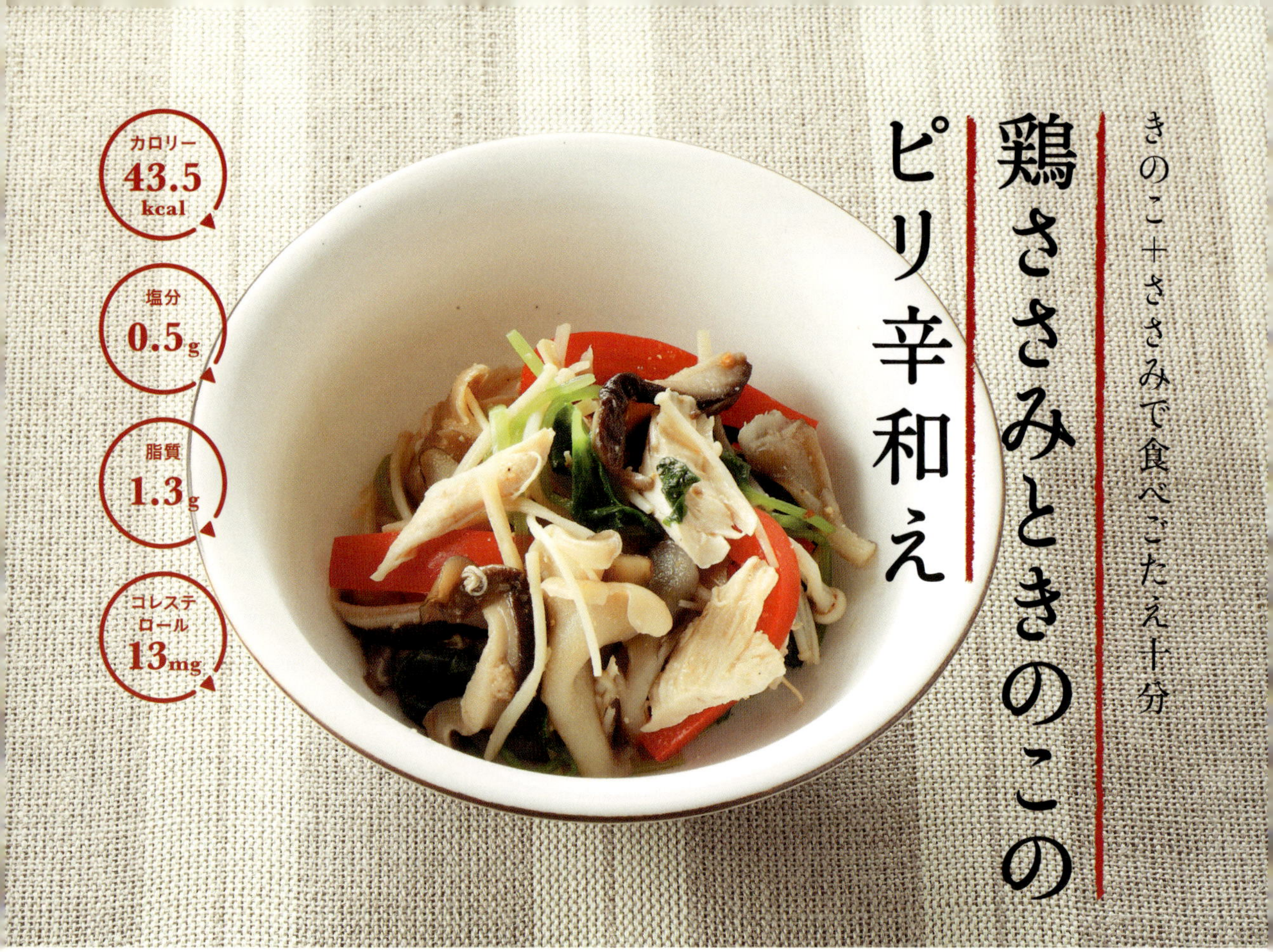

きのこ＋ささみで食べごたえ十分

鶏ささみときのこのピリ辛和え

カロリー 43.5kcal

塩分 0.5g

脂質 1.3g

コレステロール 13mg

材料（2人分）

鶏ささみ肉	40g
しいたけ	2枚（20g）
えのきだけ	2/5袋（20g）
まいたけ	2/5袋（20g）
三つ葉	6g
パプリカ（赤）	10g
しょうゆ	小さじ1（6g）
酢	小さじ1弱（4g）
砂糖	小さじ1/2強（1.6g）
豆板醤	少々（0.6g）
ごま油	小さじ1/2（2g）

作り方

1 鶏ささみ肉は熱湯で茹で、割いて食べやすい大きさにする。しいたけは薄切り、えのきだけは3㎝長さに切る。まいたけ、三つ葉は食べやすい大きさに切る。パプリカは千切りにする。

2 しいたけ、えのきだけ、まいたけ、三つ葉、パプリカは熱湯で茹でる。

2 鶏ささみ肉と2、調味料を和える。

・そよ風の栄養士から・

きのこは食物繊維が豊富で飽和脂肪酸を抑える働きがあるといわれています。

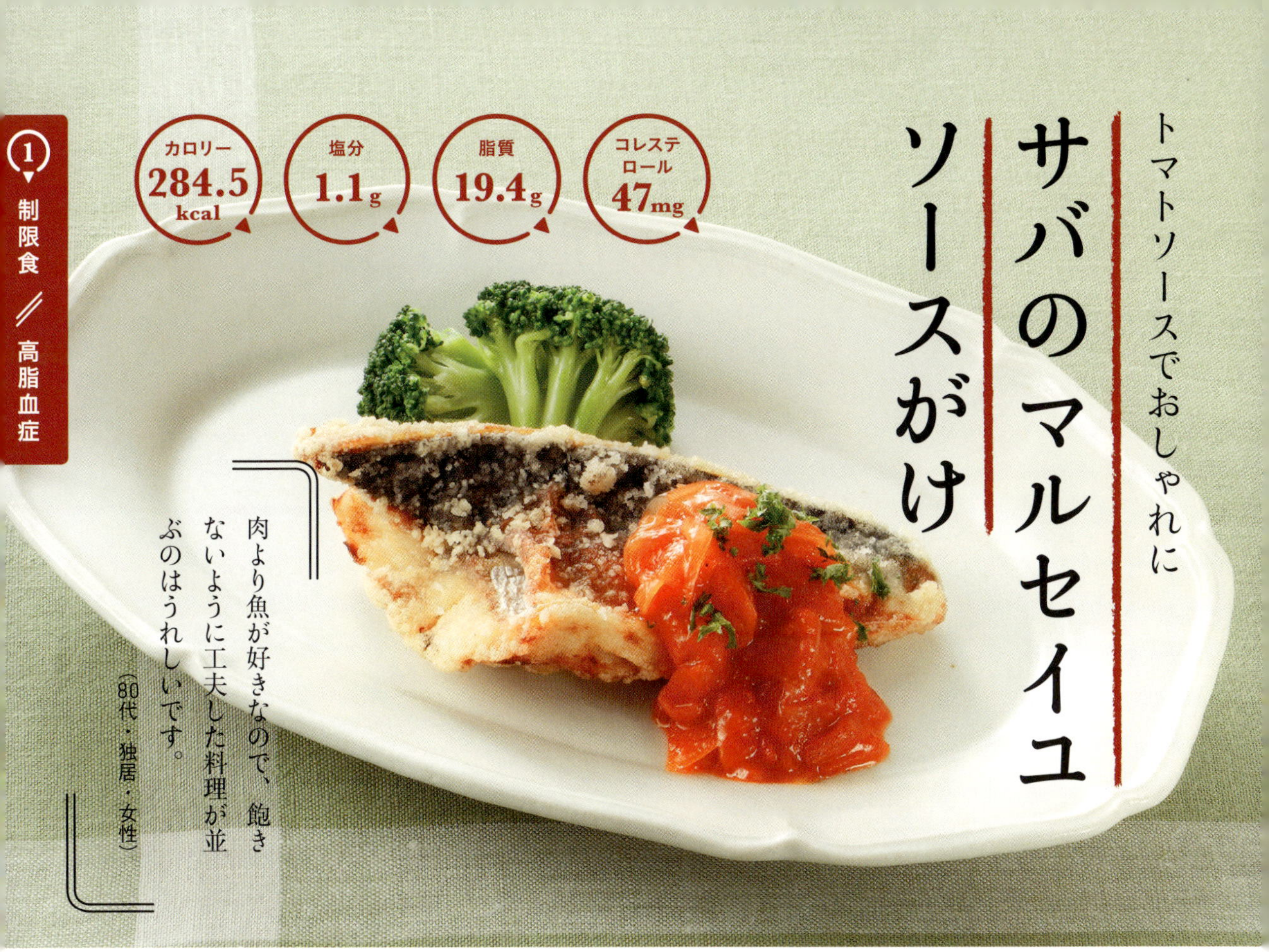

① 制限食／高脂血症

カロリー 284.5kcal　塩分 1.1g　脂質 19.4g　コレステロール 47mg

トマトソースでおしゃれに

サバのマルセイユソースがけ

肉より魚が好きなので、飽きないように工夫した料理が並ぶのはうれしいです。（80代・独居・女性）

材料（2人分）

サバ……2切れ（140g）
塩……少々（0.6g）
こしょう……少々（0.02g）
片栗粉……小さじ1⅔（5g）
サラダ油……大さじ1弱（10g）
パセリ……1g
ブロッコリー……2房（30g）

［ソース］

玉ねぎ……40g
セロリ……5g
バター……小さじ½（2g）
カットトマト（缶詰）……20g
A｜塩……0.2g
｜こしょう……少々（0.02g）
｜ケチャップ……小さじ4（20g）

作り方

1 サバに塩、こしょうで下味をつけ、片栗粉をまぶしてサラダ油で揚げる。

2 ソースの玉ねぎ、セロリは千切りにする。

3 鍋にバターを入れ、2をきつね色になるまで炒め、カットトマトとAを混ぜる。耐熱容器に移し、600Wの電子レンジで1分加熱する。様子を見ながらさらに加熱して水分を飛ばす。

4 サバを皿に盛り、3をかけて刻んだパセリをちらす。茹でたブロッコリーを添える。

そよ風コラム❶

“そよ風”の栄養士から学ぶ

シニアのための食事作り

大さじ・小さじ

計量スプーンは水や酢、酒の場合、大さじは15cc、小さじは5ccです。計量スプーンには、小さじ1/4が量れるもの、1本で大さじから小さじ1/4まで量れるものなどがあるので、活用してみましょう。

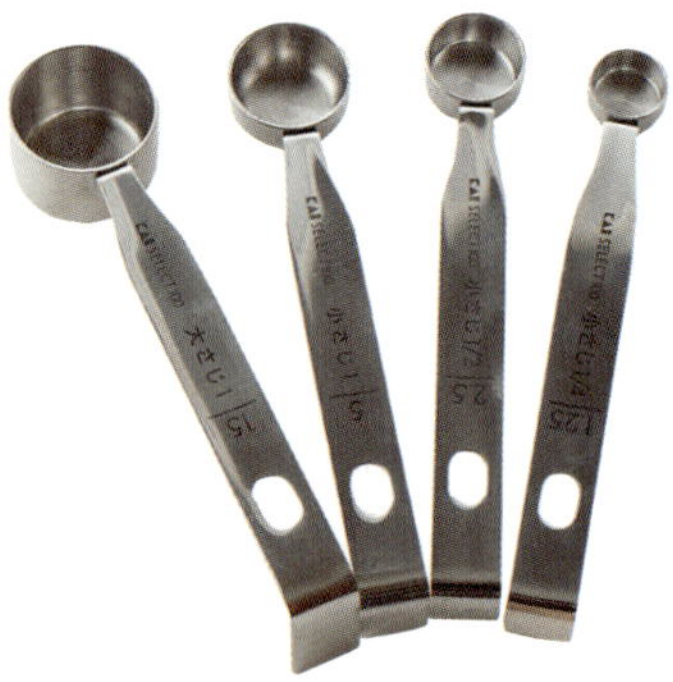

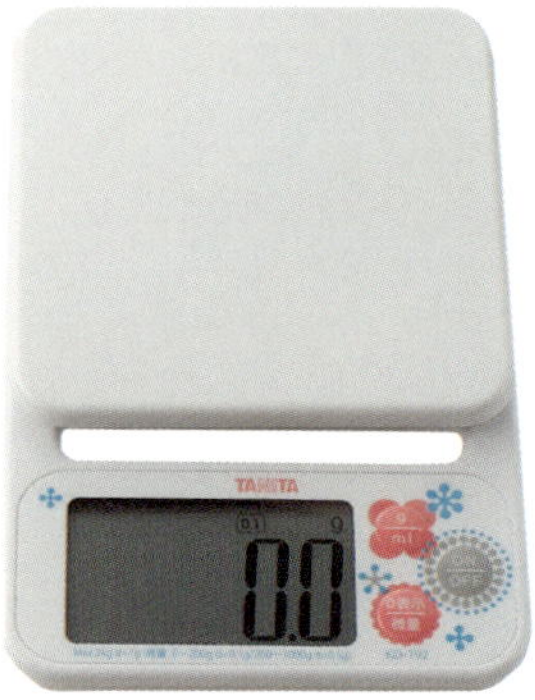

はかり（クッキングスケール）

極少量の調味料などは、0.1g単位で量れる電子スケールがおすすめ。容器の重さを差し引いて計量できるものなら、さらに便利。

Point1

はかり（クッキングスケール）を使いましょう

“そよ風”の施設では、栄養計算がなされた食事が出されます。そのため、調味料などはすべてきちんと計量して作られています。さらに塩分や糖分などの制限がある方に向けて、個別に対応している場合もあります。本書でも材料はグラムで表示していますので、栄養指導などを受けている方は、はかり（クッキングスケール）を使って計量しましょう。

Point2

口に残りやすい食材にはひと手間加えて

若いときや健康なときは気にならなかった薄い皮や野菜の筋などが、年齢を重ねるにつれて噛み切りにくくなったり、飲み込みにくくなったりします。嚥下障害の重いシニアはそういった食材を避けることも考えますが、障害の程度によっては食材の扱い方に工夫をすれば食べることができます。

なす

皮が噛み切りにくいので、むいてしまうか、細かく切り込みを入れる。

トマト

皮を湯むきする。ミニトマトも同様。

ほうれん草などの葉物

茎の部分は噛み切りにくく、飲み込みにくいので、葉先だけを使う。

しいたけなどきのこ類

繊維を断つように切る（77ページ参照）か、たたいて繊維を壊して細かく切る。

とうもろこし（コーン）

皮が口に残りやすいので、嚥下障害の重い方に使うのは避ける。

ごぼう

繊維を断つように切る（77ページ参照）か、たたいて繊維を壊して細かく切る。

Part 2

栄養補給メニュー

まんべんなく栄養を摂るのは難しい！
おいしく栄養を補える料理はありませんか？

食事量が減って
足りなくなる分を補いたい

» ビタミン

情緒不安定や血管の老化、
骨粗しょう症を予防したい

» カルシウム

シニアに多い
鉄欠乏性貧血を解消したい

» 鉄分

便秘を解消して、
腸内環境を整えたい

» 食物繊維

水分不足による
脱水症状を予防したい

» 水分

シニア特有の
栄養失調を解消したい

» タンパク質豊富

中華風の味付けでたっぷり食べる

桜エビとブロッコリーの中華サラダ

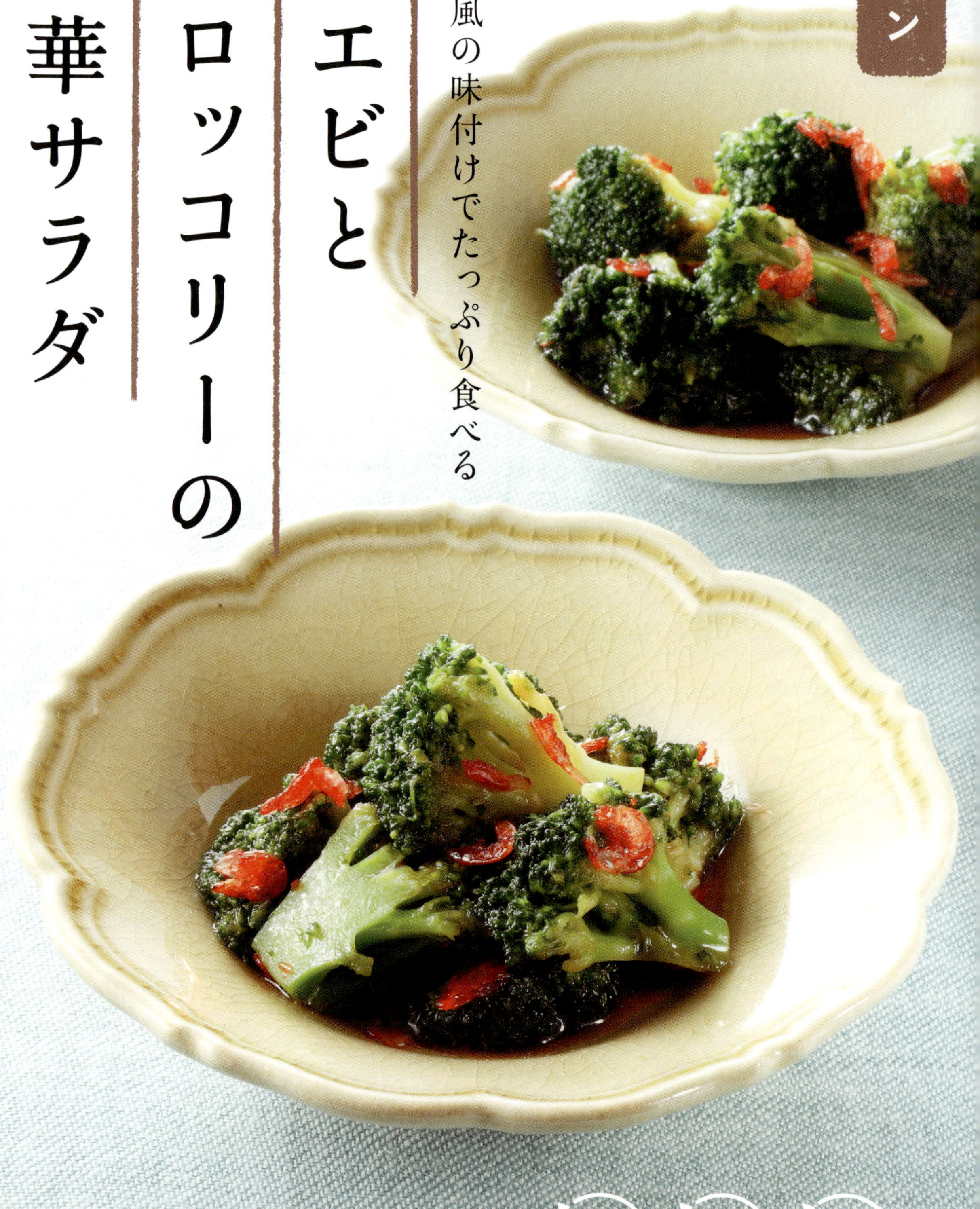

カロリー 46 kcal

水溶性ビタミン 0.4mg

不溶性ビタミン 1.5mg

材料（2人分）

- ブロッコリー……100g
- 桜エビ……6g
- オイスターソース……小さじ1（5g）
- 砂糖……小さじ½（1.5g）
- ごま油……小さじ½（2g）

作り方

1 ブロッコリーは小房に分けて、熱湯で硬めに茹でる。

2 フライパンにごま油を熱し、1を軽く炒める。

3 2に桜エビとオイスターソース、砂糖を加えてさらに炒める。

・そよ風の栄養士から・

ブロッコリーはビタミンCが豊富に含まれています。中華味にするためごま油を使いましたが、洋風にしたい場合はオリーブ油にし、オイスターソースをしょうゆにするといいでしょう。

通院している病院の栄養指導で、**栄養不足だと言われて**しまいました。ビタミンも不足しているから摂るようにと言われたのですが、みかんなどの果物以外に何を食べればいいのか思いつきませんでした。茹でてサラダに入れ、マヨネーズで少し食べるくらいだったブロッコリーですが、ビタミンCが多いんですね。しかも、このサラダは**味付けがいつもとちょっと違うせいか、飽きずにたくさん食べられました。**

（70代・独居・女性）

カリフラワーの三杯酢漬け

二種類のビタミンで健康効果をアップ

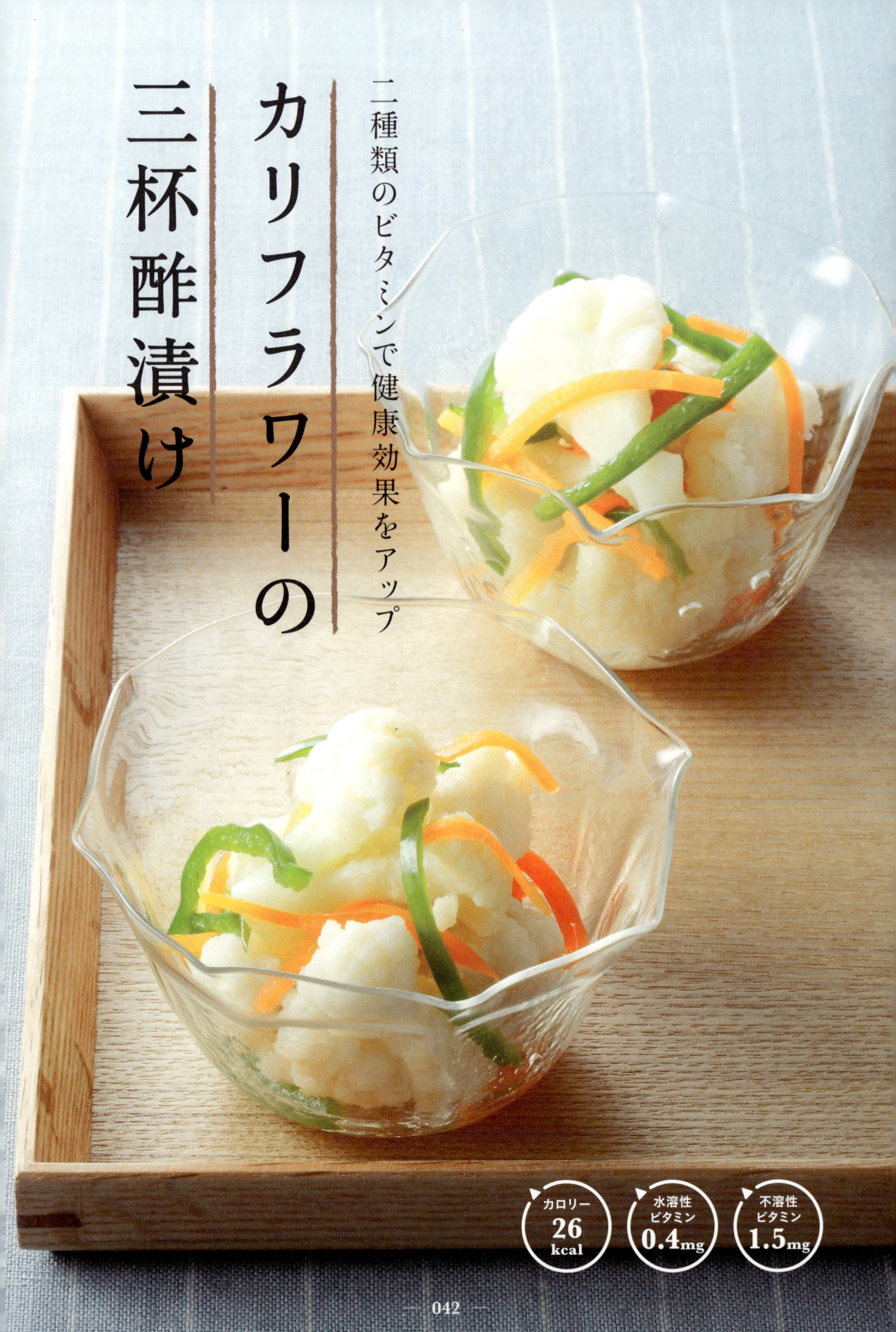
カロリー
26 kcal
水溶性ビタミン
0.4mg
不溶性ビタミン
1.5mg

材料（2人分）

- カリフラワー……100g
- にんじん……10g
- ピーマン……10g
- 酢……大さじ1弱（14g）
- 砂糖……小さじ1⅓（4g）
- 塩……少々（0.6g）

作り方

1. カリフラワーは茹でてひと口大に切る。
2. にんじん、ピーマンは千切りにして熱湯で軟らかく茹でる。
3. 1と2、すべての調味料を和える。

・そよ風の栄養士から・

にんじんにはビタミンA、カリフラワーにはビタミンCが豊富に含まれます。ビタミンAとCを一緒に摂ると、ビタミンAが酸化しにくくなって、ビタミンCの効果である免疫力強化がより高まるといわれています。

夫婦で**ビタミン不足を指摘された**ことから、毎日果物を食べたり、サプリメントを飲んでみたりしましたが、お金もかかるし飽きてしまって……。ビタミンがたっぷり摂れる料理はないかしら？　と相談したところ、教えていただいたのがこのレシピです。酢の物なら普段から食べ慣れていますが、カリフラワーでは作ったことがなかったので、**目新しい感じがして箸も進みました**。多めに作っても、次の日まで保存しておけるので便利です。

（80代・夫婦二人暮らし・女性）

野菜でビタミンをたっぷり摂れる

菜の花の温サラダ

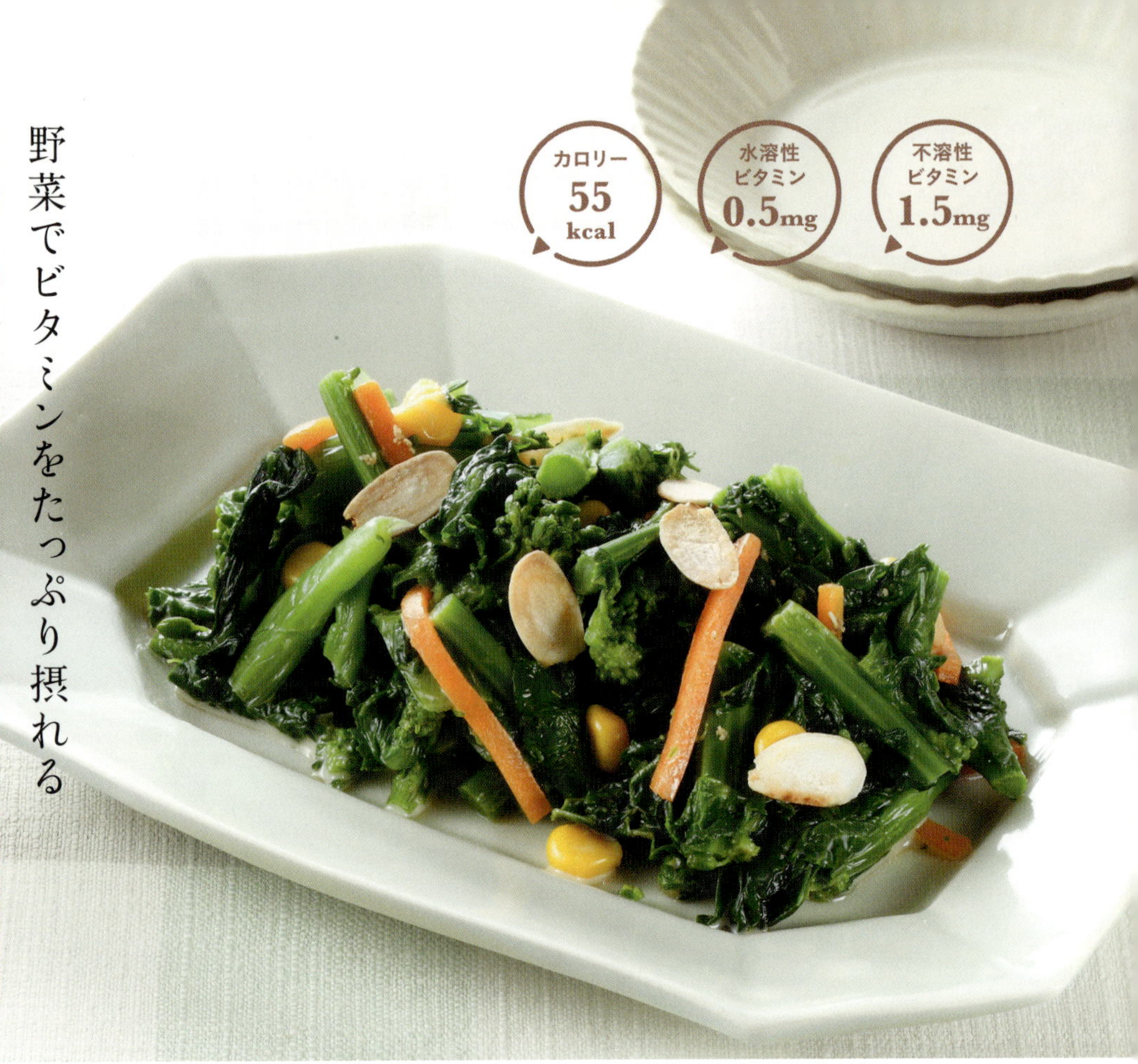

カロリー 55 kcal
水溶性ビタミン 0.5mg
不溶性ビタミン 1.5mg

材料（2人分）

菜の花……60g
小松菜……⅕束（40g）
にんじん……10g
コーン……6g
白ごま……小さじ⅔（2g）
しょうゆ……小さじ1（6g）
砂糖……小さじ1⅓（4g）
マヨネーズ……小さじ1強（5g）
スライスアーモンド……小さじ⅔（2g）

作り方

1 菜の花と小松菜は3㎝長さに切り、にんじんは千切りにしてそれぞれ熱湯で茹でる。コーンも茹でる。

2 1と白ごま、しょうゆ、砂糖、マヨネーズを和えて器に盛り、スライスアーモンドを散らす。

・そよ風の栄養士から・

アーモンドは活性酵素を抑えるとされるビタミンEを多く含みます。

ビタミンたっぷりの定番おかず

かぼちゃの炊き合わせ

カロリー 56kcal

水溶性ビタミン 0.8mg

不溶性ビタミン 2.3mg

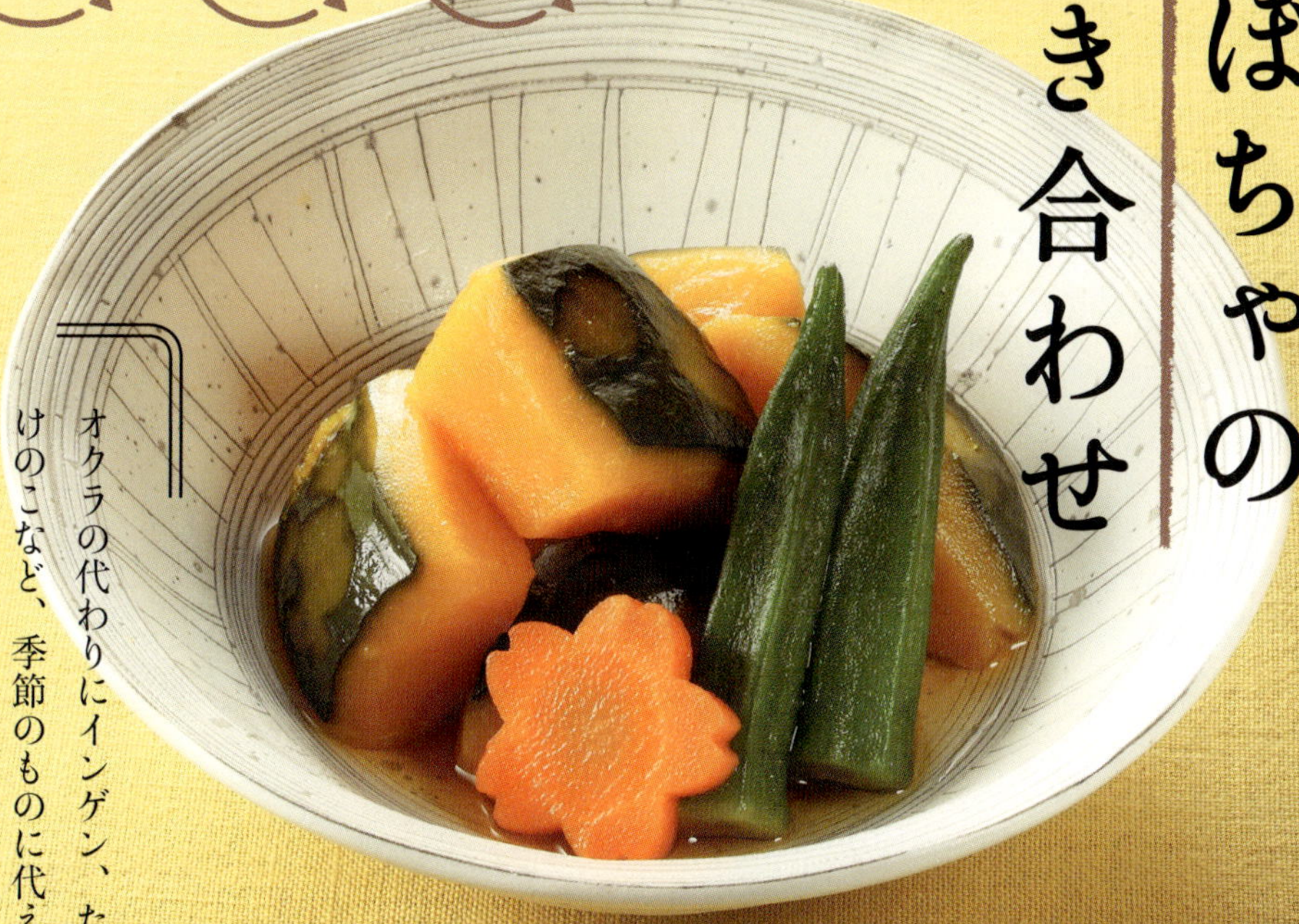

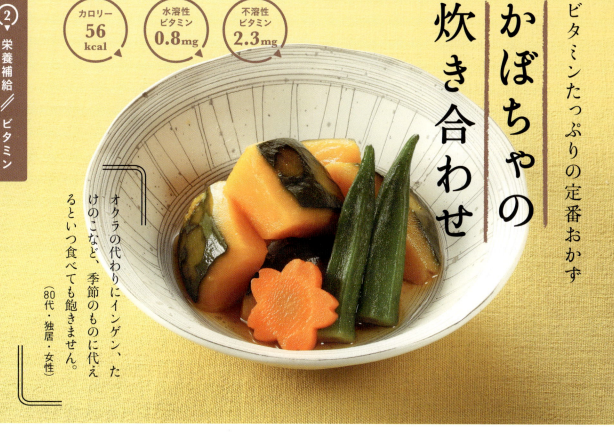

オクラの代わりにインゲン、たけのこなど、季節のものに代えるといつ食べても飽きません。（80代・独居・女性）

材料（2人分）

かぼちゃ	100g
にんじん（花形に切る）	20g
オクラ	20g
だし汁	140cc
みりん	小さじ½（3g）
しょうゆ	小さじ⅔（4g）
塩	少々（0.2g）

作り方

1 かぼちゃは食べやすい大きさに切る。オクラ、花形に切ったにんじんは茹でる。

2 1とだし汁を鍋に入れて火にかけ、煮立ったら中火で15分煮る。みりん、しょうゆ、塩を加えて煮る。

3 かぼちゃを器に盛り、オクラ、花形にんじんを添える。

カルシウム

カロリー 56kcal
塩分 0.6g
カルシウム 23mg

きのこのオイスター炒め

カルシウムの吸収アップにビタミンD

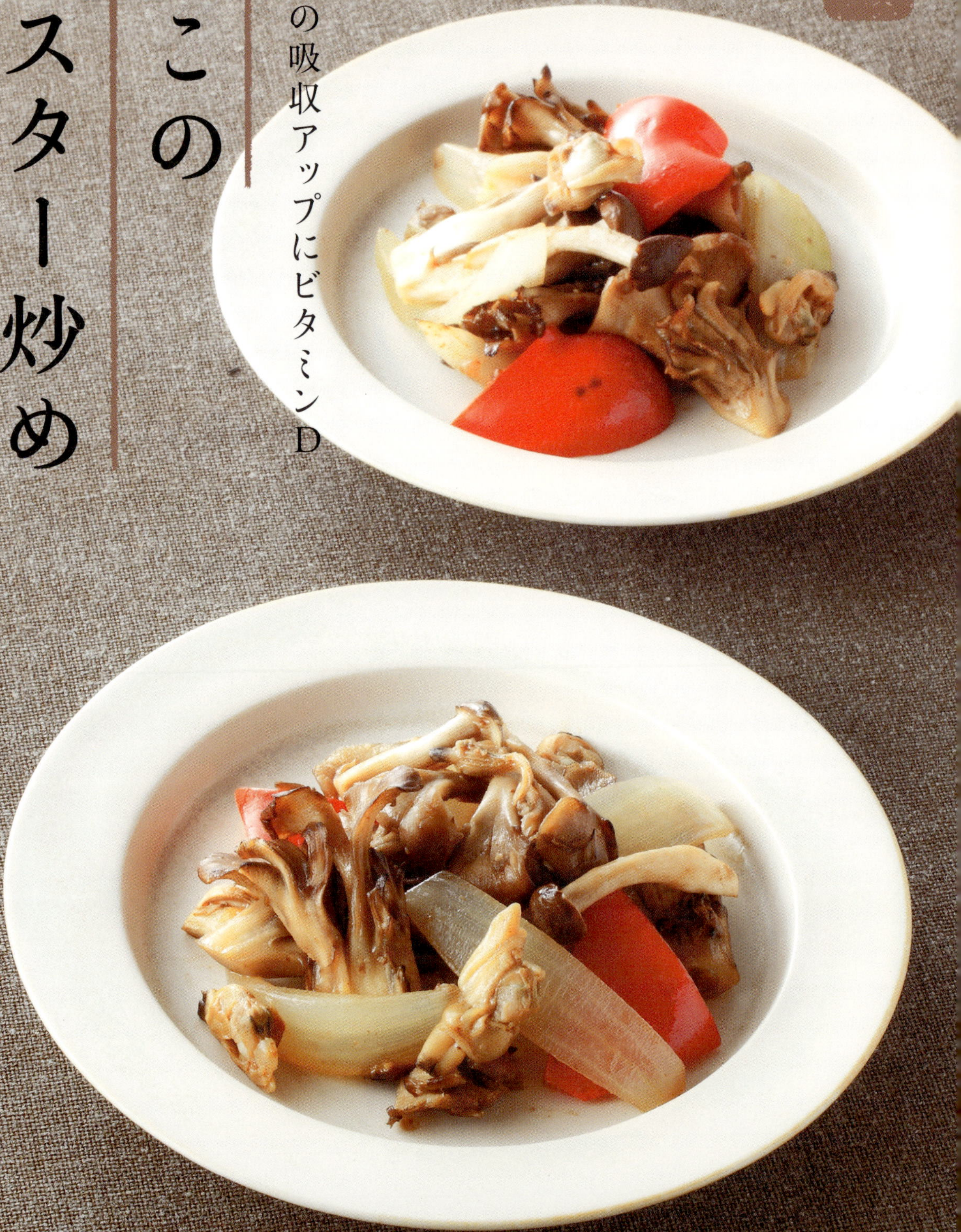

材料（作りやすい分量：3人分）

まいたけ	1パック（90g）
しめじ	½パック（45g）
玉ねぎ	30g
パプリカ（赤）	15g
アサリ水煮（缶詰）	30g
おろししょうが	少々（0.3g）
おろしにんにく	少々（0.3g）
オイスターソース	小さじ1½（9g）
酒	小さじ⅓弱（1.5g）
しょうゆ	小さじ⅓弱（1.8g）
塩	少々（0.3g）
こしょう	少々（0.03g）
ごま油	小さじ1弱（3g）

作り方

1 まいたけ、しめじはほぐす。玉ねぎはくし切り、パプリカは乱切りにする。

2 フライパンでごま油、おろししょうが、おろしにんにくを熱し、香りが出たら玉ねぎを炒める。

3 玉ねぎに油がなじんだら、まいたけ、しめじ、パプリカ、アサリ水煮と残りの調味料を入れて炒める。

・そよ風の栄養士から・

アサリは生よりも水煮の方がカルシウム量を2倍弱多く含みます。きのこに含まれるビタミンDはカルシウムの吸収を助けるとされ、おすすめの組み合わせです。

骨粗しょう症予防のために**カルシウムをたくさん摂らないといけない**のはわかっているのですが、カルシウムが豊富な牛乳やチーズなどの乳製品は家族にアレルギーがある者がいて、私も好きではありません。摂取量を増やすのはなかなか難しいと感じていました。アサリはカルシウムが多く含まれていると聞いて、みそ汁にするなどしていたのですが、いつも同じでは飽きてしまいます。こんな炒め物なら**ご飯のおかずとして家族で食べられていい**ですね。

（80代・二世帯同居・男性）

暑い時期の滋養強壮にもなる

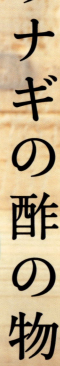

ウナギの酢の物

カロリー 67kcal

塩分 0.9g

カルシウム 53mg

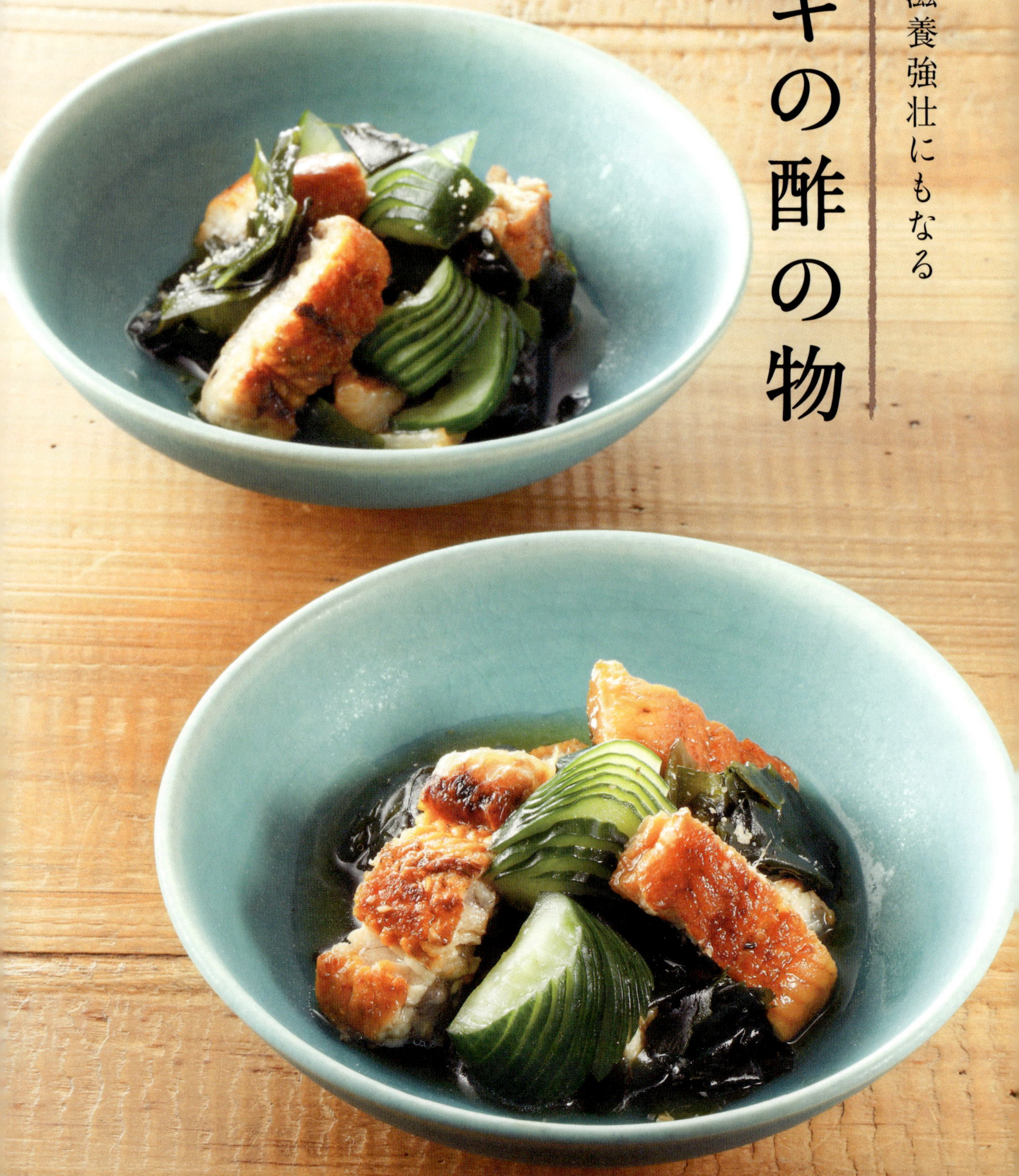

材料（2人分）

ウナギの蒲焼き……30g
きゅうり……1本（80g）
わかめ（乾燥）……1.6g
酢……大さじ1½強（24g）
しょうゆ……小さじ1強（7g）
砂糖……小さじ⅔（2g）
すりごま……小さじ⅔（2g）

作り方

1. ウナギは3㎝幅に切る。きゅうりは蛇腹切り、わかめはさっと茹でて戻す。
2. 調味料とすりごまはすべて合わせておく。
3. 1を2で和える。

・そよ風の栄養士から・

きゅうりは蛇腹切りにするとおしゃれで見た目もいいですが、噛みにくい方には半月の斜め切りにするなど、ウナギと大きさを合わせればよいでしょう。

年をとって、**食べる量は減ってきた**けれど夏の土用の頃にはやっぱりウナギが食べたくなりますね。でも最近はとても高価ですから、たくさん買うことはできないし、買っても夫婦二人で食べ切れるかどうか……。酢の物なら少しの量で、さっぱり食べられるから、いいですね。ウナギはカルシウムが豊富だと聞いたので、私のように乳製品はあまり好きではないけれど、**骨が弱くなった者にピッタリ**かもしれません。

（80代・夫婦二人暮らし・女性）

水煮大豆で調理の手間を省く

豆のナムル

カロリー 88 kcal ／ 塩分 0.5g ／ カルシウム 81mg

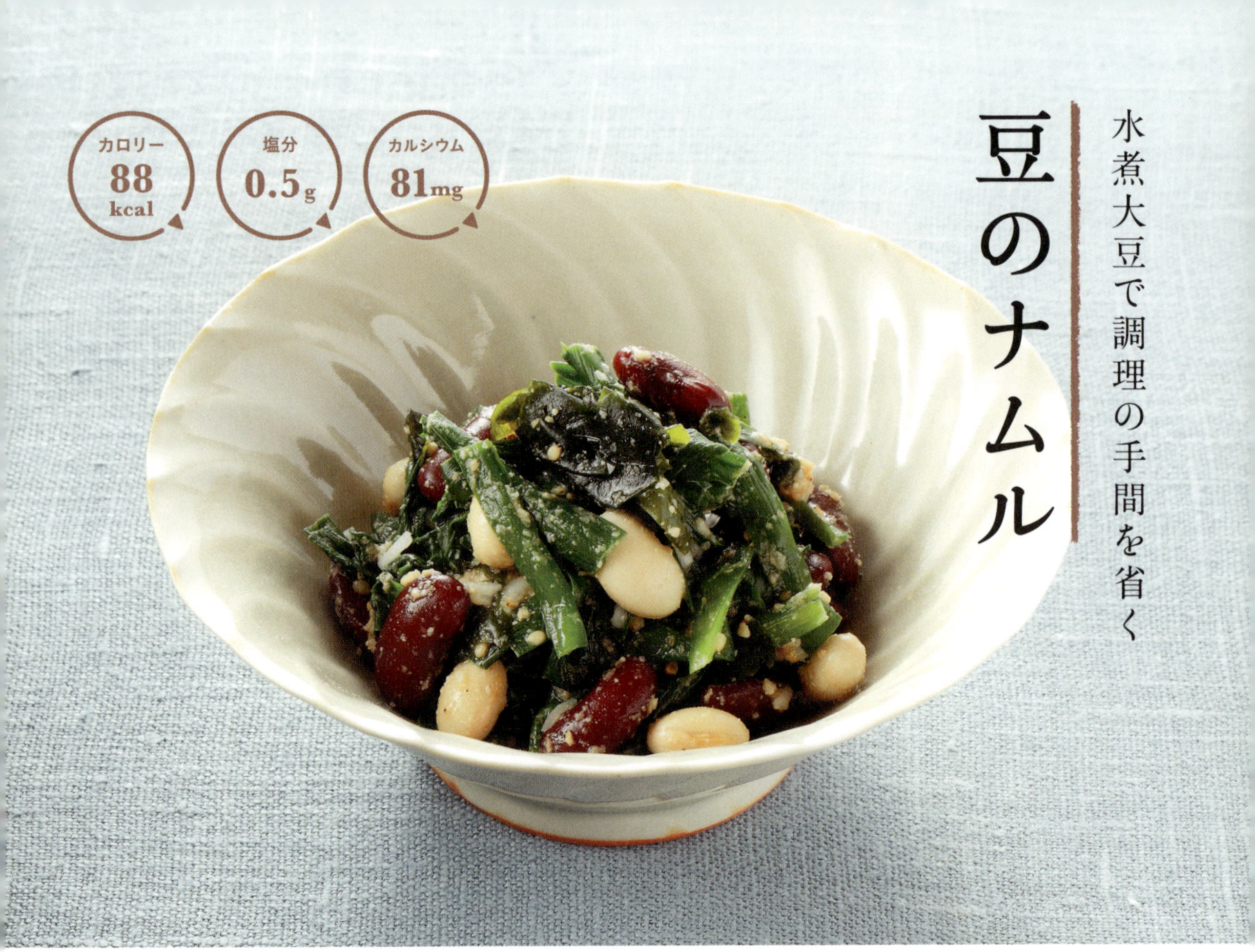

材料（2人分）

にら……⅔束（30g）
大豆（水煮）……20g
いんげん豆……20g
わかめ（乾燥）……1g
長ねぎ……6cm（10g）
A
おろしにんにく……小さじ½（2g）
おろししょうが……小さじ½（2g）
酢……小さじ2弱（9g）
砂糖……小さじ1⅓（4g）
しょうゆ……小さじ⅔（4g）
すりごま……小さじ2（6g）

作り方

1 にらは茹でて3cm長さに切り、大豆、いんげん豆は茹でる。

2 わかめはさっと茹でて戻し、長ねぎはみじん切りにする。

3 Aをすべて合わせておく。1と2、Aを和える。

・そよ風の栄養士から・

豆類はカルシウムが豊富です。冷凍のミックスビーンズでも代用できます。

好みのチーズに代えてもOK

アスパラとカマンベールのスクランブルエッグ

カロリー 110 kcal

塩分 0.5g

カルシウム 65mg

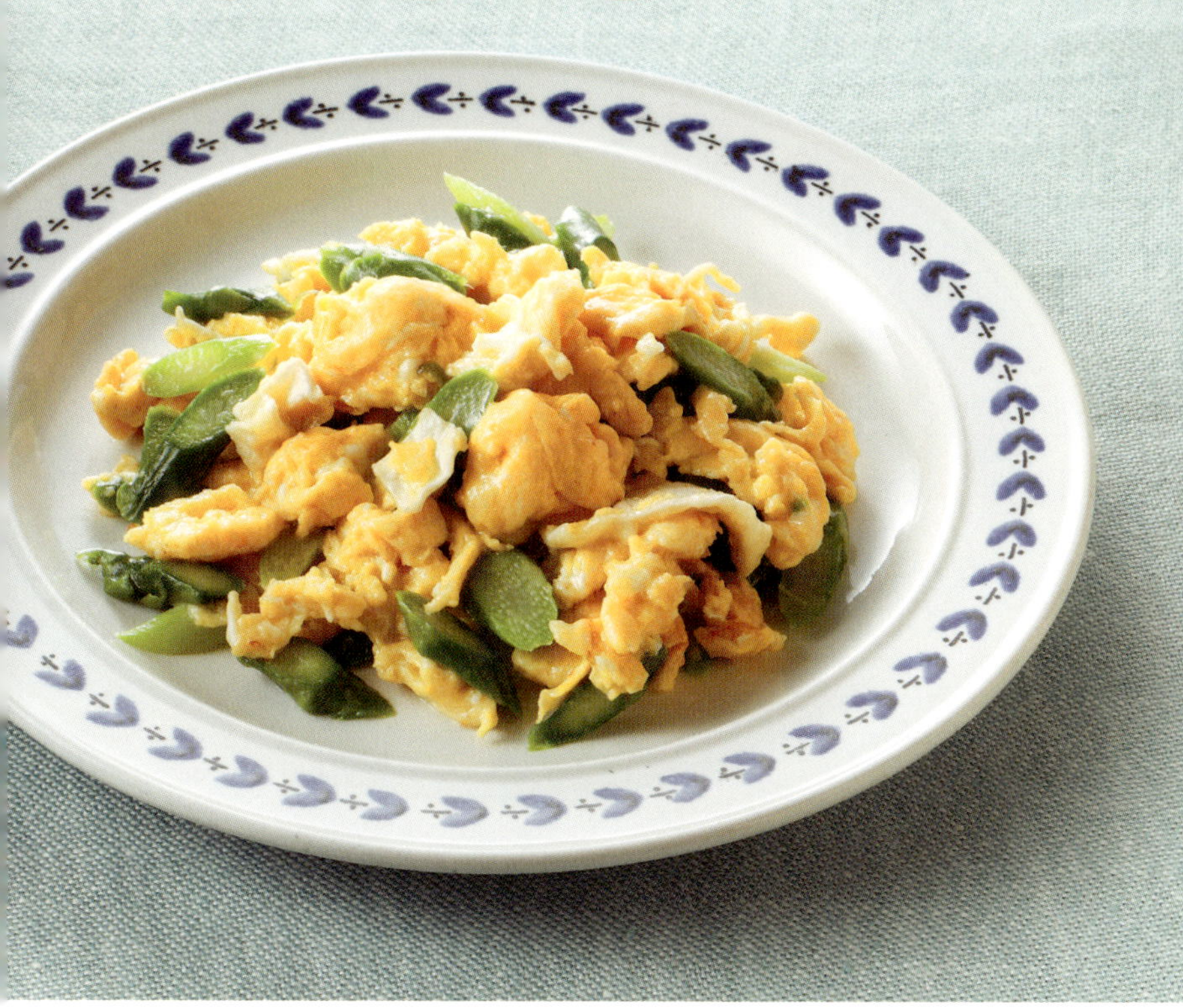

材料（2人分）

- グリーンアスパラガス……4本（50g）
- カマンベールチーズ……20g
- 卵……1個（50g）
- 塩……少々（0.2g）
- こしょう……少々（0.1g）
- マヨネーズ……小さじ1½（6g）
- バター……小さじ1（4g）

・そよ風の栄養士から・

カマンベールはカルシウムが豊富です。
カッテージチーズなら塩分減に。

作り方

1. グリーンアスパラガスは斜め切り、カマンベールチーズはさいの目に切る。
2. ボウルに卵を割り溶き、塩、こしょうを振っておく。
3. フライパンにバターを溶かし、グリーンアスパラガスを炒めた後、2とカマンベールチーズを加えて炒め、最後にマヨネーズを加えて混ぜながらまとめる。

鉄分

具材の組み合わせで鉄分補給

がんもどきと れんこんの煮物

カロリー 148 kcal

塩分 0.9g

鉄分 2.0mg

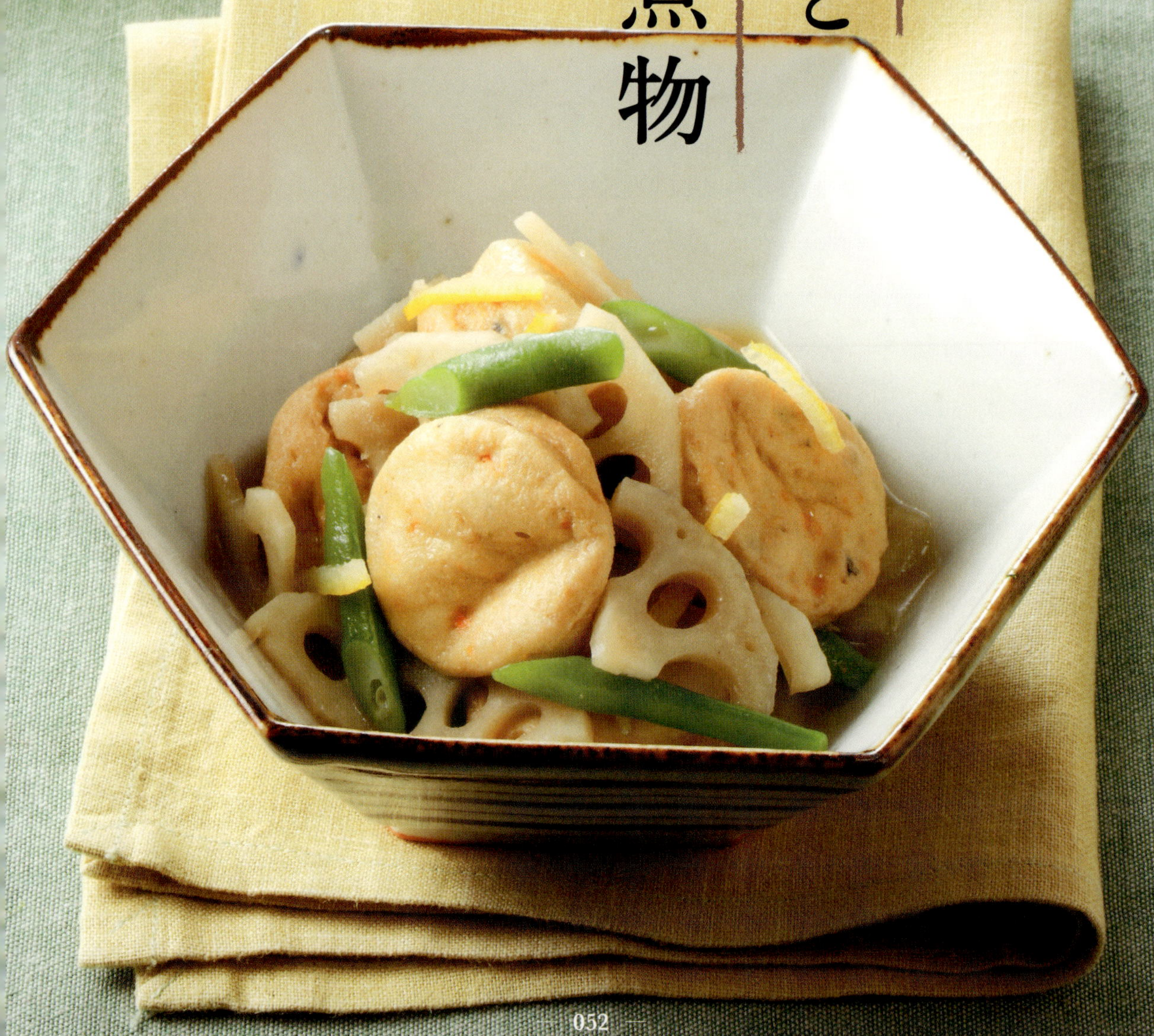

材料（2人分）

ひと口がんもどき……4個（100g）
れんこん……30g
いんげん……2本（6g）
ゆずの皮……2g
だし汁……120cc
しょうゆ……小さじ1強（7g）
砂糖……小さじ1⅔（5g）
みりん……小さじ1弱（5g）
酒……小さじ1強（6g）

作り方

1 れんこんは薄くいちょう切りにする。いんげんは3㎝の斜め切りにして、茹でておく。

2 鍋にだし汁とすべての調味料を入れて煮立たせ、ひと口がんもどきとれんこんを入れて煮る。

3 器に盛り、いんげんと、千切りにしたゆずの皮を飾る。

・そよ風の栄養士から・

がんもどきには鉄分、れんこんにはビタミンCが多く含まれます。ゆず果汁など酸味のあるものに含まれる有機酸は、ミネラル類を吸収しやすくするといわれています。

たまになら洋風の料理もいいのですが、やっぱり普段の食事は焼き魚や煮物などの和食が落ち着きます。**食べ慣れた味で、足りない栄養が摂れれば**、それに越したことはありません。がんもどきに鉄分が多いのは知りませんでした。軟らかくて食べやすいので私たちのような老夫婦にはぴったり。季節によって、れんこんだけでなく里いもなどと煮るのもよさそうです。ゆずは香りもいいし、見た目もよくなるので、入れるとまたひと味違いますね。

（70代・夫婦二人暮らし・男性）

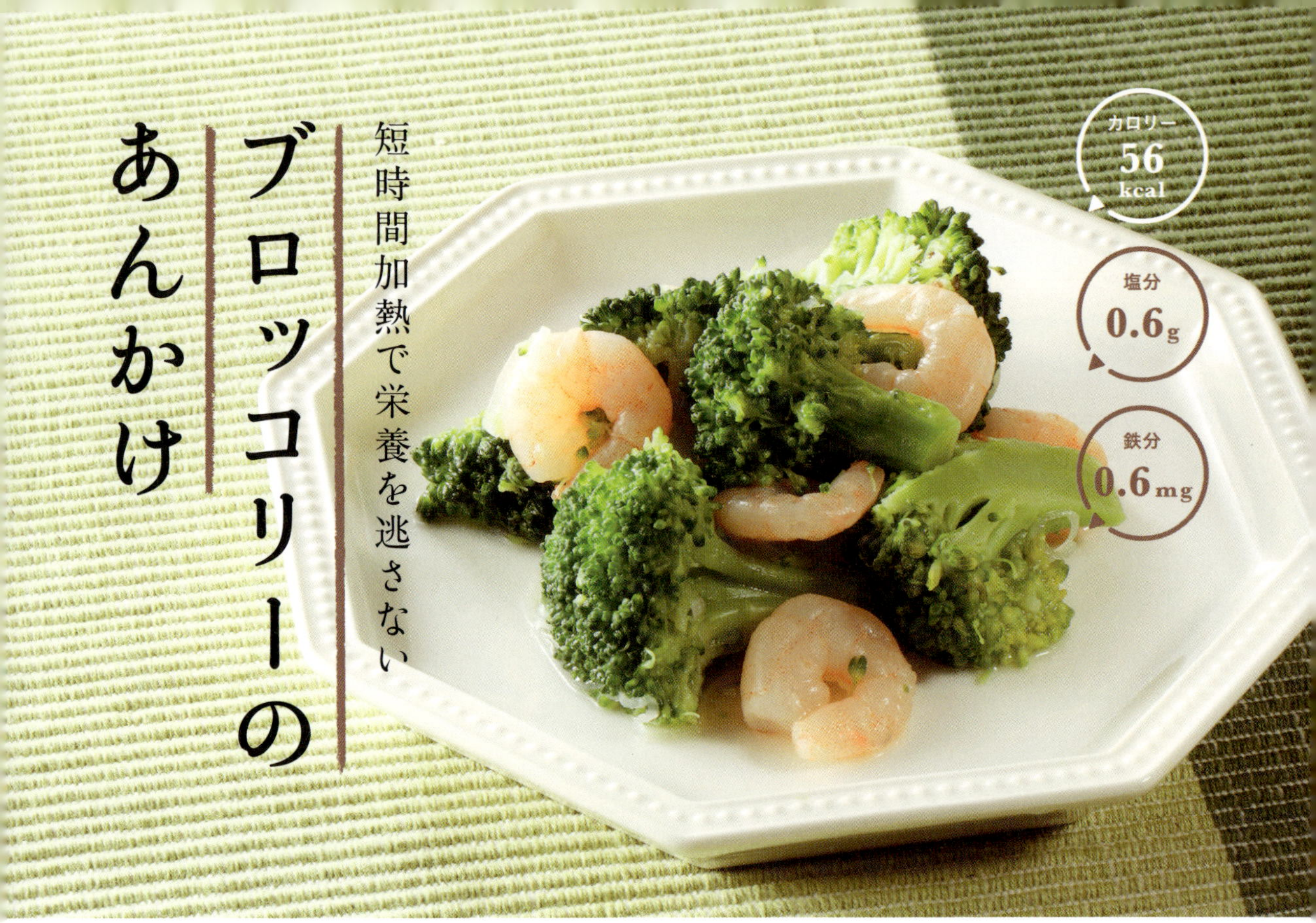

ブロッコリーのあんかけ

短時間加熱で栄養を逃さない

カロリー 56 kcal
塩分 0.6g
鉄分 0.6mg

材料（2人分）

ブロッコリー……8房（80g）
むきエビ……4尾（30g）
長ねぎ……10g
鶏ガラスープ……50cc
酒……小さじ1（5g）
塩……少々（1g）
サラダ油……小さじ1強（5g）

[水溶き片栗粉]

片栗粉……小さじ1/3（1g）
水……小さじ1強（6cc）

作り方

1 むきエビは塩水（分量外）でさっと洗い、長ねぎは小口切りにする。

2 フライパンにサラダ油を熱し、長ねぎとむきエビを入れて手早く炒めて取り出しておく。

3 同じフライパンでブロッコリーを炒める。

4 3に長ねぎとむきエビを戻し、鶏ガラスープ、酒、塩を加えて煮立たせ、水溶き片栗粉を回し入れてとろみをつける。

・そよ風の栄養士から・

ブロッコリーに含まれるビタミンCや鉄分などが減少しにくいように強火、短時間で調理します。

みそを使って
やさしい味付けに

小松菜と高野豆腐のみそ和え

カロリー	塩分	鉄分
110kcal	0.8g	1.7mg

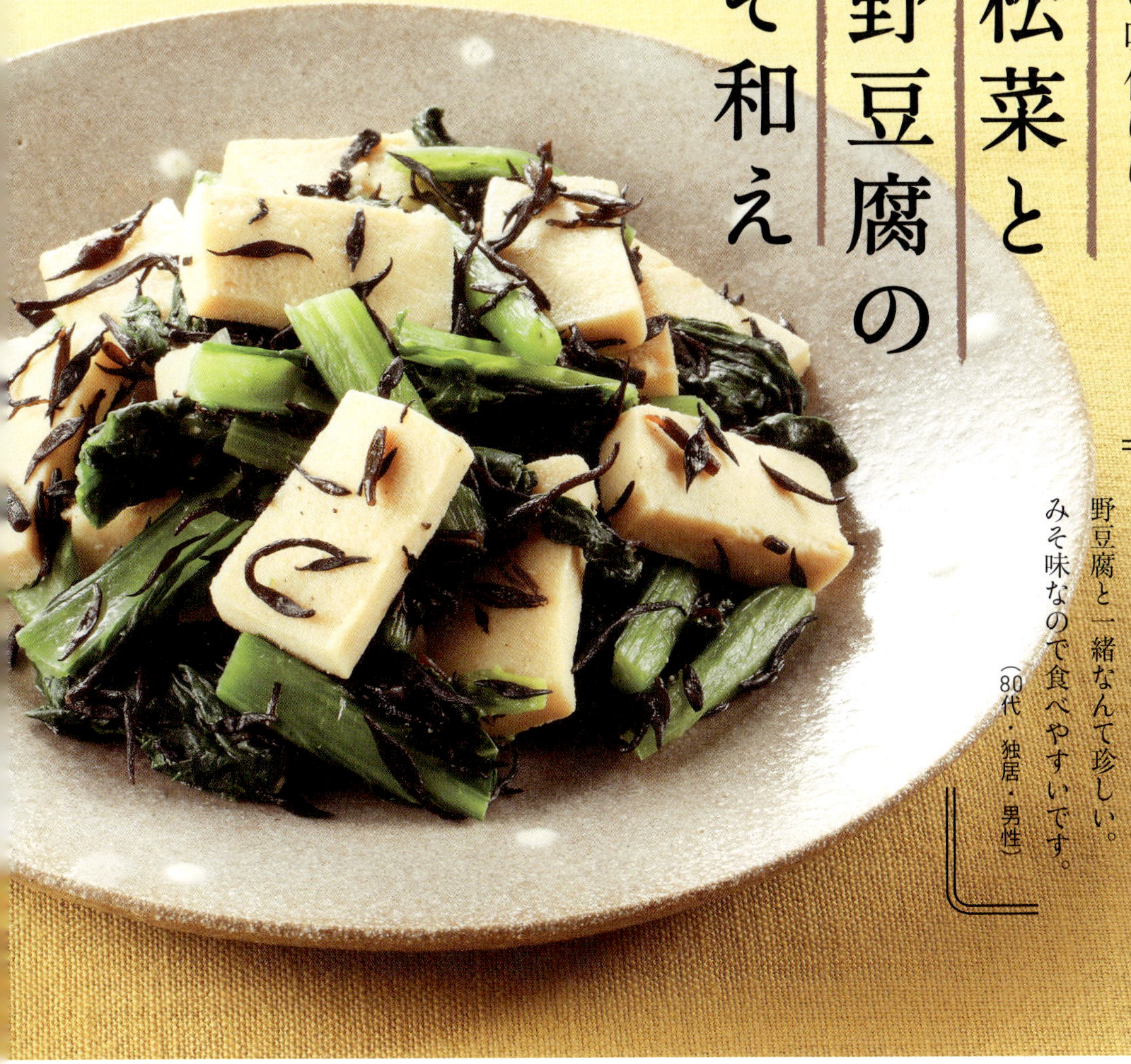

小松菜はよく食べますが、高野豆腐と一緒なんて珍しい。みそ味なので食べやすいです。（80代・独居・男性）

材料（作りやすい分量：4人分）

- 小松菜 …… 120g
- 高野豆腐（乾燥）…… 20g
- ひじき（乾燥）…… 4g
- オリーブ油 …… 小さじ2（8g）
- みりん …… 小さじ4（24g）
- みそ …… 小さじ4（24g）

作り方

1 小松菜は熱湯で茹でて3cm幅に切る。高野豆腐は水で戻して短冊切りにする。ひじきは水で戻す。

2 鍋に1とオリーブ油、みりんを入れて7分ほど煮た後、みそを加える。

3 火が通ったら蓋を閉めて2～3分蒸らす。

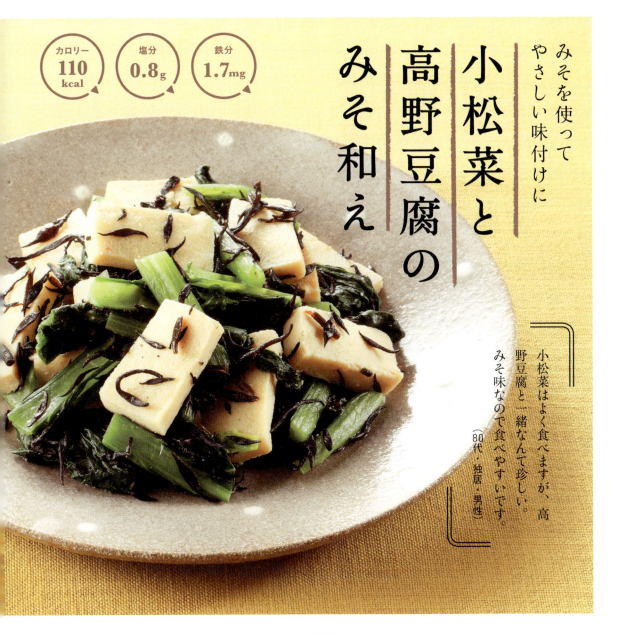

鉄分の多い料理と組み合わせる

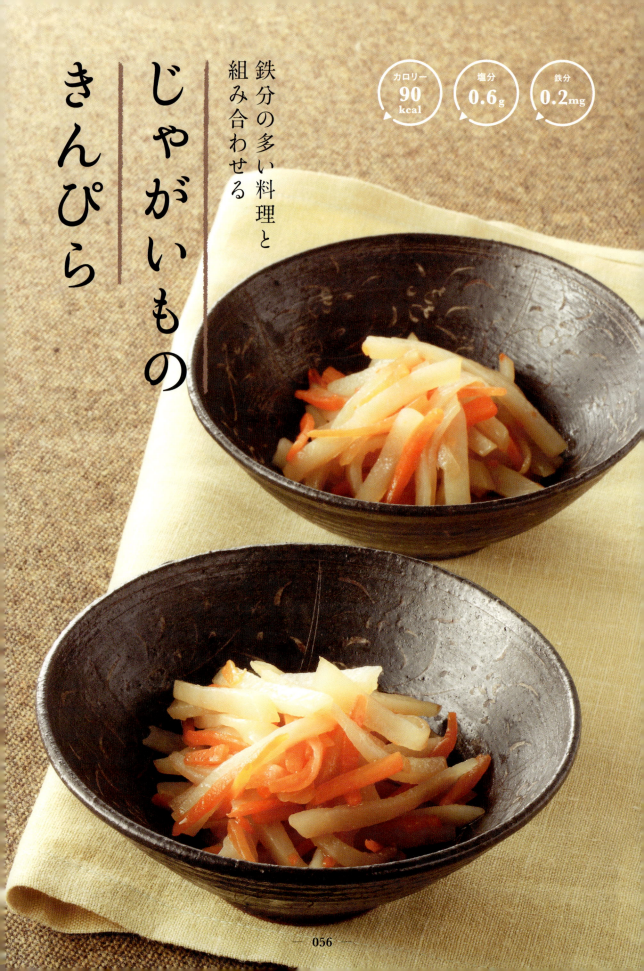

じゃがいものきんぴら

カロリー 90 kcal　塩分 0.6g　鉄分 0.2mg

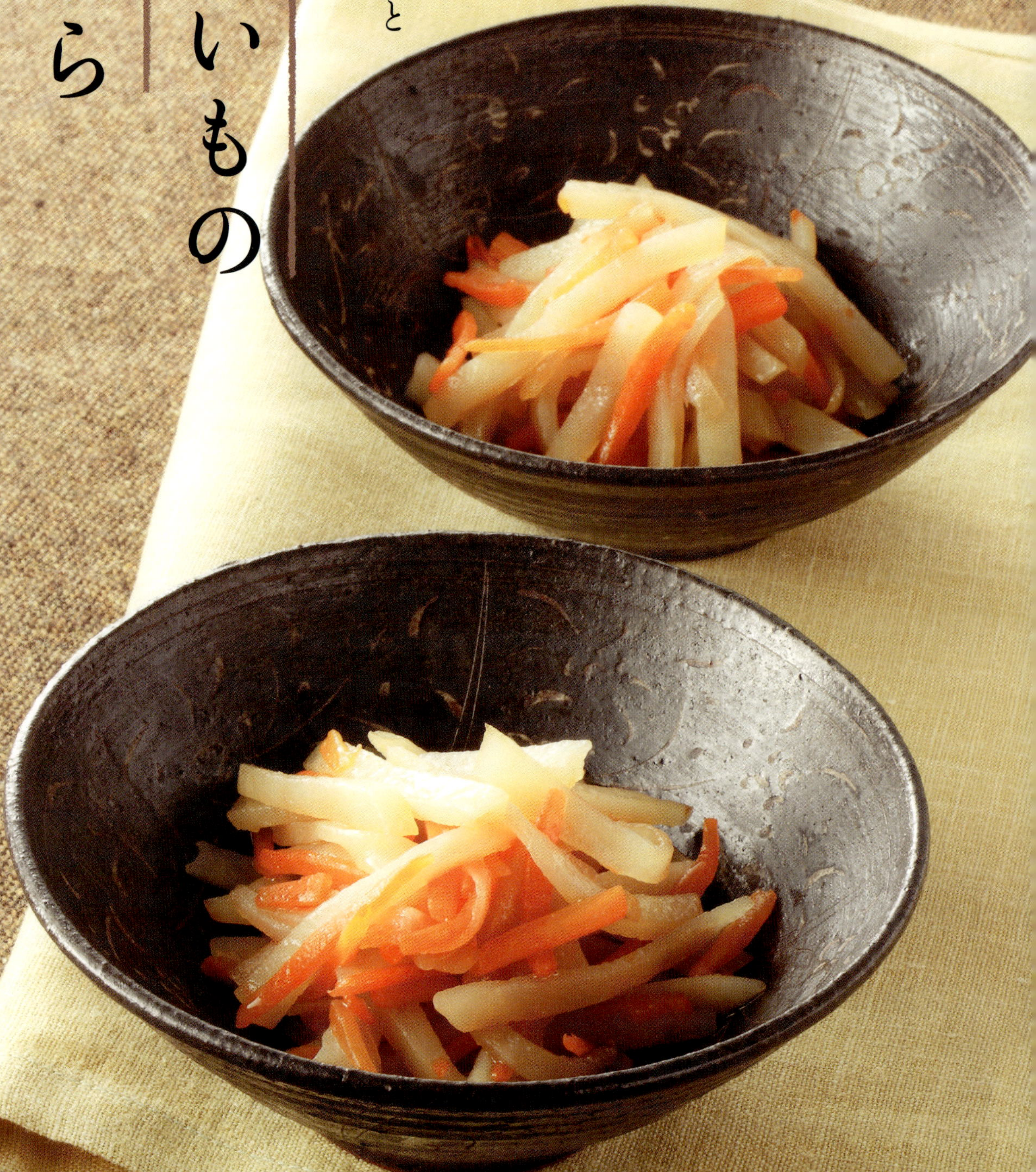

材料（2人分）

じゃがいも	1個（90g）
にんじん	40g
砂糖	小さじ2（6g）
塩	少々（1g）
しょうゆ	小さじ⅓（2g）
ごま油	小さじ1（4g）
サラダ油	小さじ1（4g）

作り方

1. じゃがいもとにんじんは長さ3㎝の千切りにする。
2. フライパンにサラダ油を熱して*1*を炒め、砂糖、塩を加えて炒め合わせる。
3. 仕上げにしょうゆ、ごま油を加えて味をととのえる。

・そよ風の栄養士から・

じゃがいもは鉄分を吸収しやすい状態に変化させるビタミンCを多く含みます。鉄分の多いメイン料理と組み合わせると、効果的に鉄分を摂取することができます。

病院で**貧血だと診断されて、**栄養指導を受けました。年をとって食べる量が減ってきたことで、いろいろな栄養が足りないようです。なかでも鉄分は普段の食事でより多く摂るのが難しくて…。じゃがいもは鉄分が多いわけではないけれど、鉄分を含む料理と一緒に食べるといいことを教えてもらいました。**おかずひとつだけでなく、献立全体で考えればいいんですね。**じゃがいもは煮たりサラダにしたりするくらいでしたが、きんぴらもおいしい。家族皆で食べられそうです。

（70代・家族同居・女性）

食物繊維

きくらげと豆苗のしょうが炒め

食物繊維はたっぷりでも
塩分少なめ

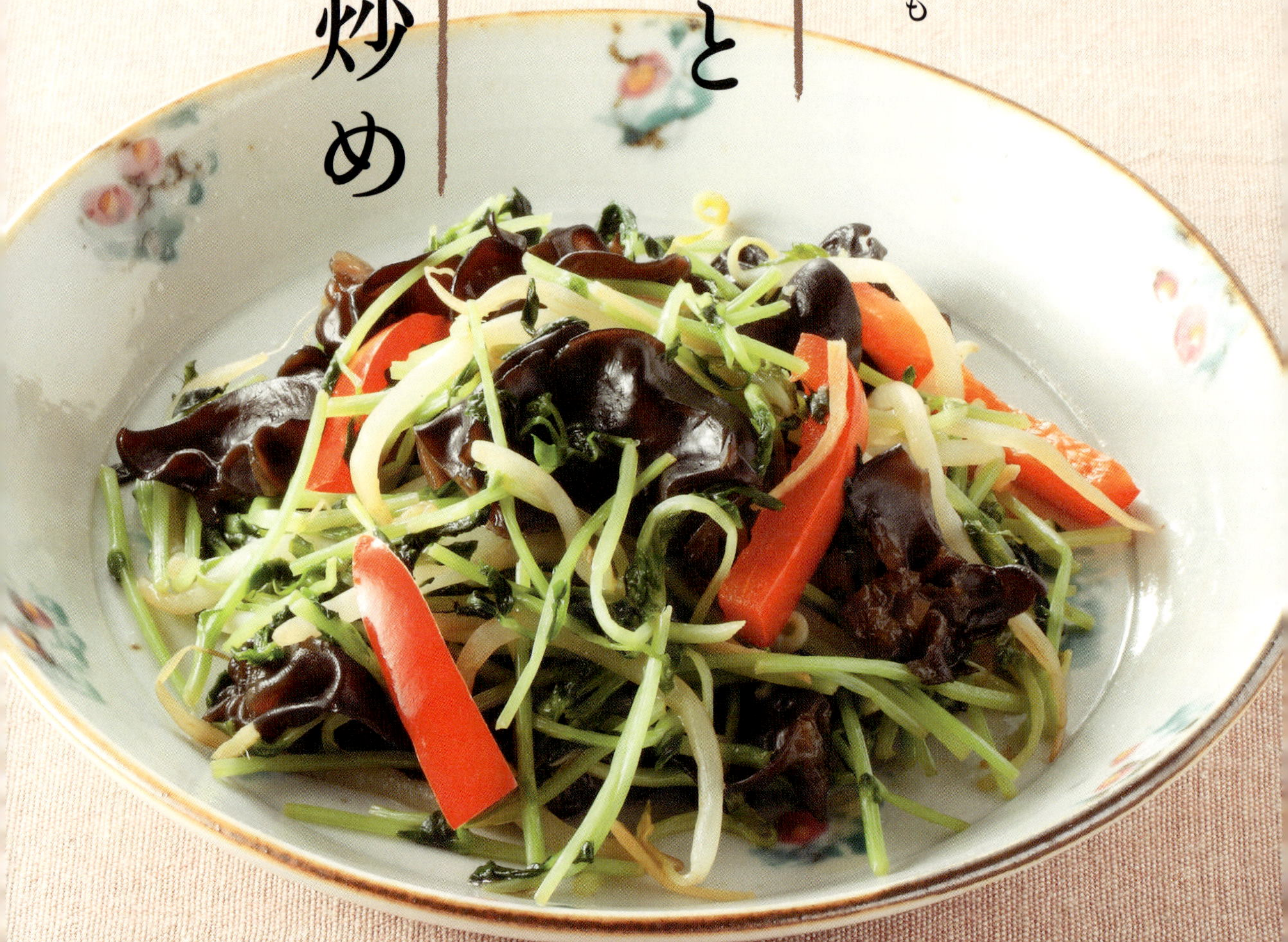

カロリー 76 kcal

塩分 0.8g

食物繊維 2.3g

材料（2人分）

きくらげ（乾燥）	4g
豆苗	50g
もやし	30g
パプリカ（赤）	20g
しょうが	6g
酒	大さじ1（15g）
しょうゆ	小さじ1⅓（8g）
塩	少々（0.4g）
サラダ油	小さじ½（2g）

作り方

1 きくらげは水で戻した後に硬い部分を取り除き、豆苗は3cm幅に切る。パプリカは3cm長さの短冊切り、しょうがは千切りにする。

2 フライパンにサラダ油を熱し、しょうがを炒め、香りが立ったらきくらげを加えて軽く炒める。

3 1に豆苗、もやし、パプリカを加えて炒める。酒、しょうゆを回し入れて、仕上げに軽く塩を振って炒め合わせる。

・そよ風の栄養士から・

きくらげも豆苗も食物繊維が豊富な食材です。シニアの方にはあまりなじみがないかもしれませんが、身近で手に入るのでおすすめ。しょうがが入ることで塩分が少なくても食べやすくなります。

乾物として売っているきくらげは、それほど使う機会が多くないので使い切ることができず、賞味期限が切れてしまうまで残りがちです。でも、きのこの中で**食物繊維が多い**方だと聞いて驚きました。豆苗はあまり使ったことがなかったのですが、食べてみるとおいしいし、どこでも売っているのですね。**炒め物なら簡単にできて、食事の準備が楽**なのがうれしいです。

（80代・独居・女性）

材料（作りやすい分量：4人分）

ブロッコリー……20房（200g）
カニ風味かまぼこ……4本（40g）
卵……M1個（40g）
鶏ガラスープ……80cc
酒……小さじ2（10g）
オイスターソース……小さじ½弱（2.8g）
塩……少々（0.4g）
こしょう……少々

[水溶き片栗粉]

片栗粉……小さじ⅔（2g）
水……小さじ1⅓

作り方

1 ブロッコリーは小房に分けて茹で、カニ風味かまぼこは3等分に切ってほぐす。

2 鍋に鶏ガラスープを入れて沸かし、酒、カニ風味かまぼこを加え、オイスターソース、塩、こしょうで味をととのえる。

3 火を弱めて水溶き片栗粉を回し入れ、中火に戻してとろみをつける。とろみがついたら溶き卵を全体に回し入れ、卵に火を通す。

4 器にブロッコリーを盛り、*3* をかける。

・そよ風の栄養士から・

カニ玉風のあんをブロッコリーにかけて、意外性のあるメニューにしました。

添え物が多いブロッコリーを主役に

ブロッコリーのふんわりカニかま卵あんかけ

カロリー 45 kcal
塩分 0.4g
食物繊維 1.9g

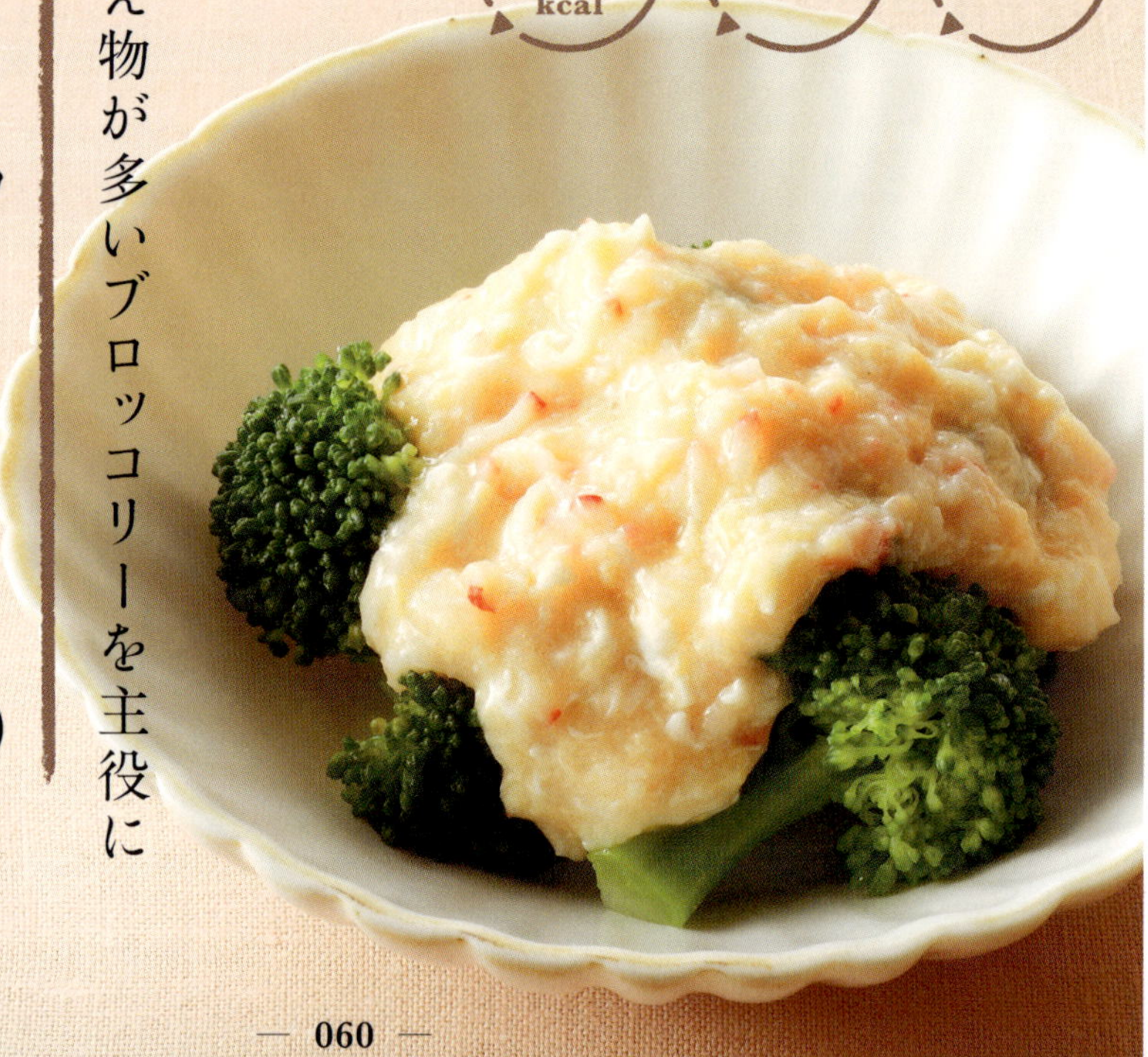

若竹煮

家族皆で食べられる
定番おかず

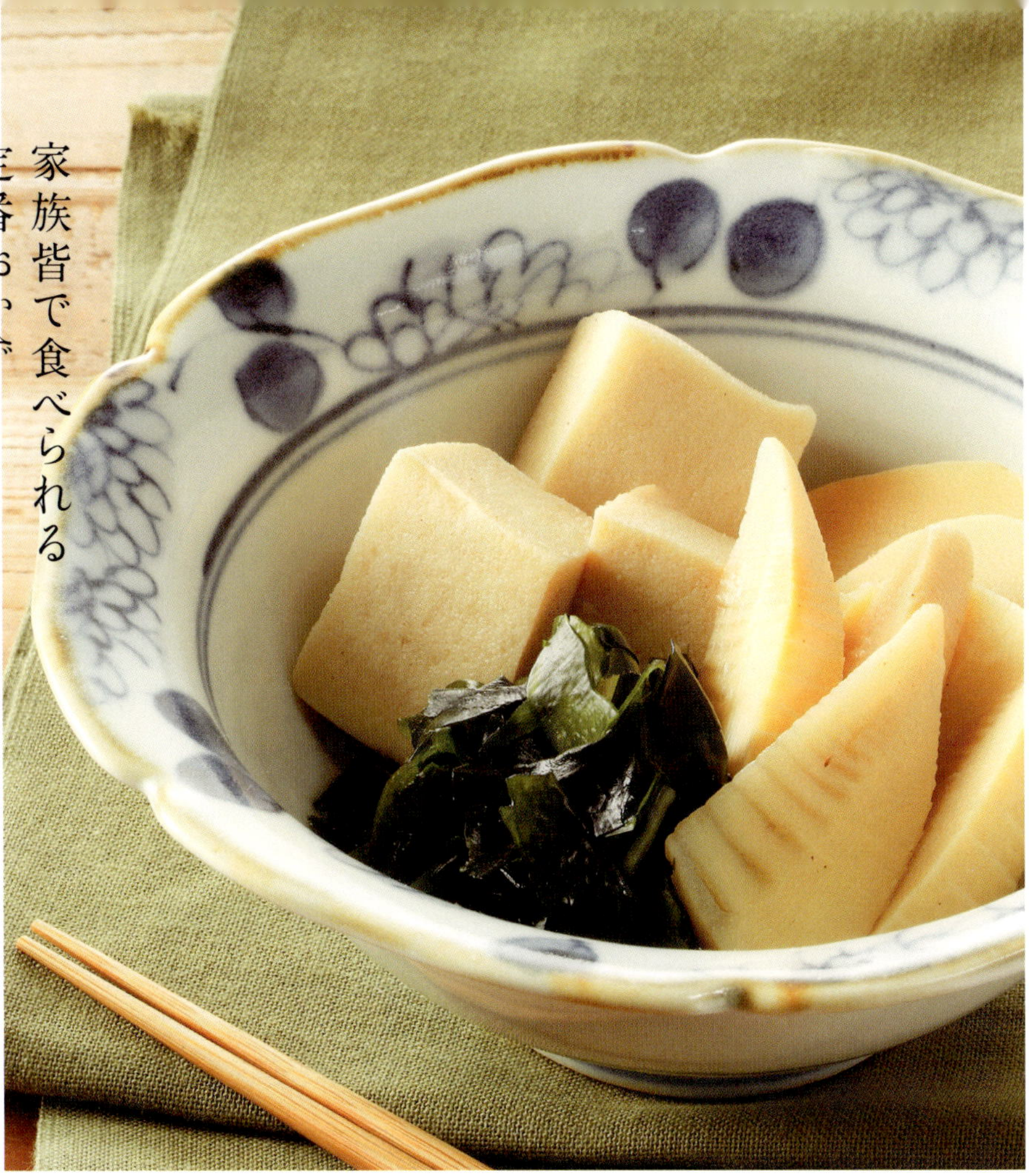

カロリー
36 kcal

塩分
0.5g

食物繊維
1.2g

材料（2人分）

たけのこ（水煮）……60g
高野豆腐（乾燥）……6g
わかめ（乾燥）……2g
だし汁……40cc
砂糖……小さじ2（6g）
しょうゆ……小さじ⅔（4g）

作り方

1 たけのこは食べやすい大きさに切って下茹でする。わかめはさっと茹でて戻す。

2 高野豆腐は水で戻してひと口大に切る。

3 鍋にだし汁とたけのこを入れて煮て、調味料を加える。高野豆腐を入れて煮含め、最後にわかめを加える。

・そよ風の栄養士から・

たけのこは下茹ですると硬さが取れて食べやすく、味が入りやすくなります。

水分

カロリー 79 kcal

塩分 0.2 g

水分 130 g

汁物で水分をおいしく取り入れる

鶏肉の塩ちゃんこ風

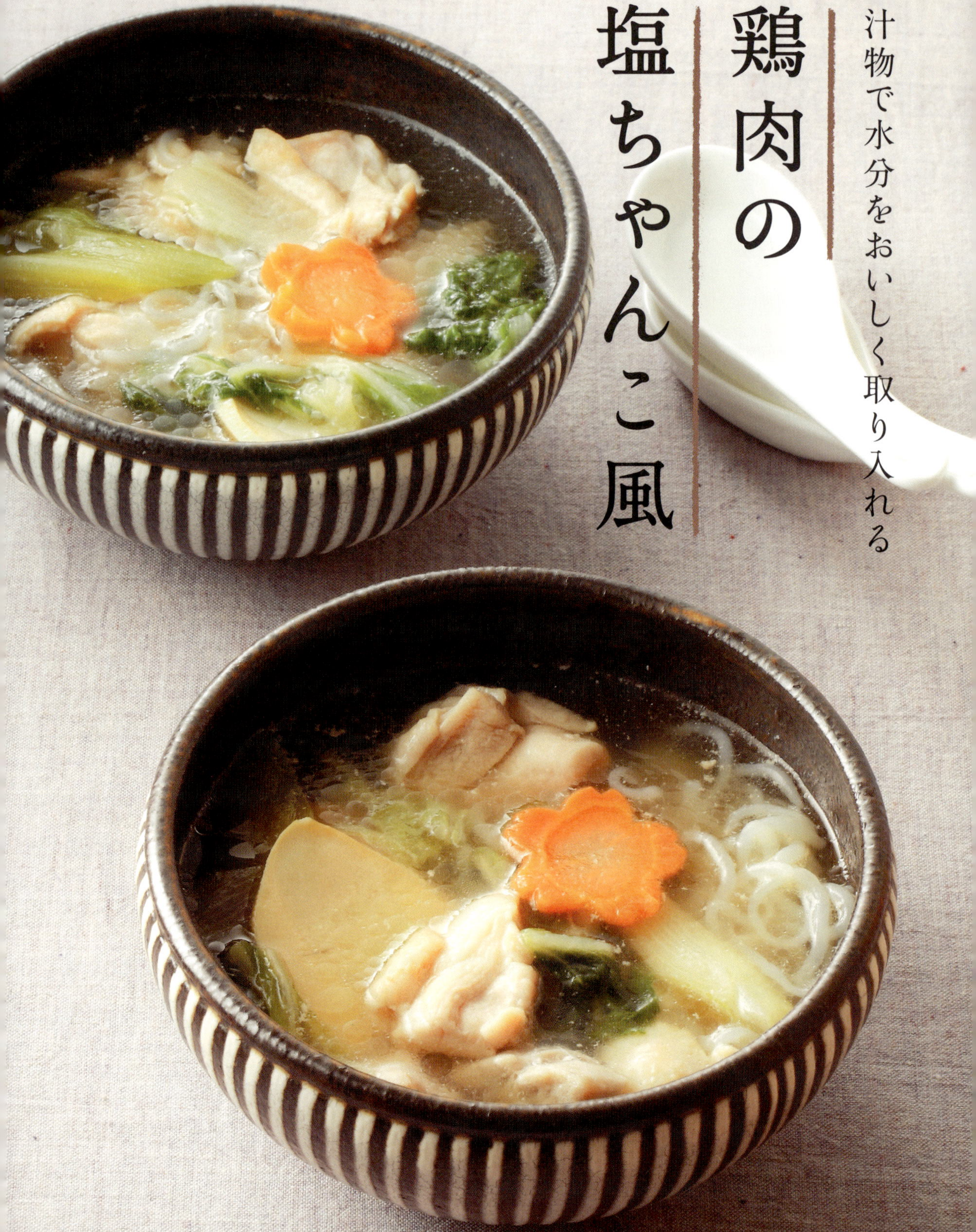

材料（4人分）

- 鶏もも肉……120g
- 白菜……約1枚（80g）
- 長ねぎ……20g
- しらたき……40g
- たけのこ（水煮）……20g
- にんじん（花形に切る）……4個（40g）
- 鶏ガラスープ……240cc
- みりん……小さじ$1\frac{1}{3}$（8g）
- 酒……小さじ2強（12g）
- しょうゆ……小さじ$\frac{2}{3}$（4g）

作り方

1. 鶏もも肉はひと口大、白菜はそぎ切り、長ねぎは斜め切りにする。
2. しらたきは3㎝に切り、たけのこは薄切りにして下茹でする。にんじんは花形に飾り切りして茹でておく。
3. 鍋に鶏ガラスープ、鶏もも肉、たけのこを入れて煮込み、軟らかくなったら他の材料も入れてみりん、酒、しょうゆで味付けする。
4. 3を器に盛り、花形にんじんを飾る。

・そよ風の栄養士から・

シニアの方が陥りがちな水分不足。汁物なら具材から出た栄養ごと水分を取ることができて便利です。鶏ガラスープによって塩分量が違うので、注意してください。

夏の間は熱中症にならないよう、こまめに水分を取るようにしていたのですが、涼しくなったら水分補給なんて気にしていませんでした。体調を崩してしまったのはそんな頃。病院で診てもらったところ、**水分が不足していた**ようです。昔のように食事が取れていればよかったのですが、最近食事の量が減っていて、食事から取る水分が減ってしまったのが一因でした。**具材がたっぷりの汁物なら、たくさんの栄養と一緒に水分が取れます**ね。

（70代・家族同居・女性）

冷奴がおいしくパワーアップ

豆腐のずんだソース

カロリー 82 kcal

塩分 0.2g

水分 88.4 g

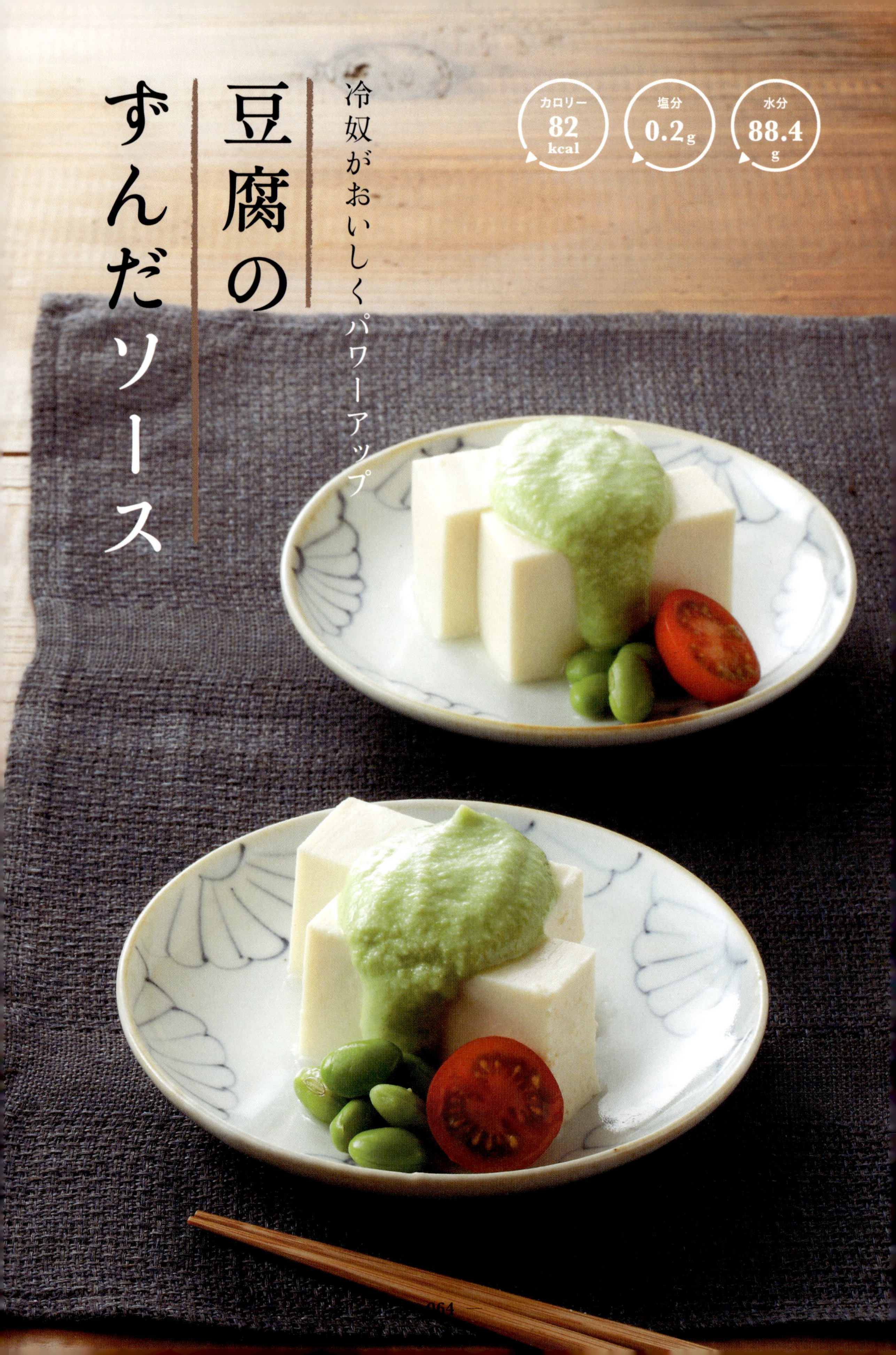

材料（作りやすい分量：3人分）

絹豆腐 …… ½丁（150g）
むき枝豆（ソース用）…… 54g
A　だし汁 …… 45cc
　　みりん …… 小さじ½（3g）
　　塩 …… 少々（0.3g）
　　しょうゆ …… 小さじ⅓強（2.3g）
　　砂糖 …… 小さじ1（3g）
ミニトマト …… 3個（30g）
むき枝豆（飾り用）…… 30g

作り方

1. 絹豆腐は水切りして3等分に切り、ソース用と飾り用の枝豆は茹でる。
2. 鍋にAを合わせて火にかけ、ひと煮立ちさせた後、茹でた枝豆（ソース用）と一緒にミキサーにかけてピューレ状にする。
3. 器に盛った絹豆腐に2をかけ、ミニトマトと飾り用の枝豆を添える。

・そよ風の栄養士から・

枝豆と豆腐には体内の水分バランスを調節してくれるカリウムが多く含まれます（カリウム制限のある方は摂り過ぎに注意してください）。枝豆で作るずんだソースは、しょうゆをかけるよりも塩分が抑えられ、必要な栄養が摂れるのでおすすめです。

お豆腐は冷奴や湯豆腐、お味噌汁で食べるのが普通で、特に夏は冷奴ばかりです。この料理は緑のタレがかかっていて、はじめは恐る恐るだったのですが、食べてみたらとてもおいしい！　枝豆のソースなんて自分で作ったことはなかったけど、簡単なんですね。豆腐だけでなく、ふかした里芋にかけたりしてもよさそうです。**硬いものを飲み込むのが難しい夫も食べやすく**て、気に入ったみたいです。

（70代・夫婦二人暮らし・女性）

満足感を得られるおしゃれな一皿

野菜のコンソメ寒天

カロリー 27 kcal　塩分 0.5g　水分 93.1g

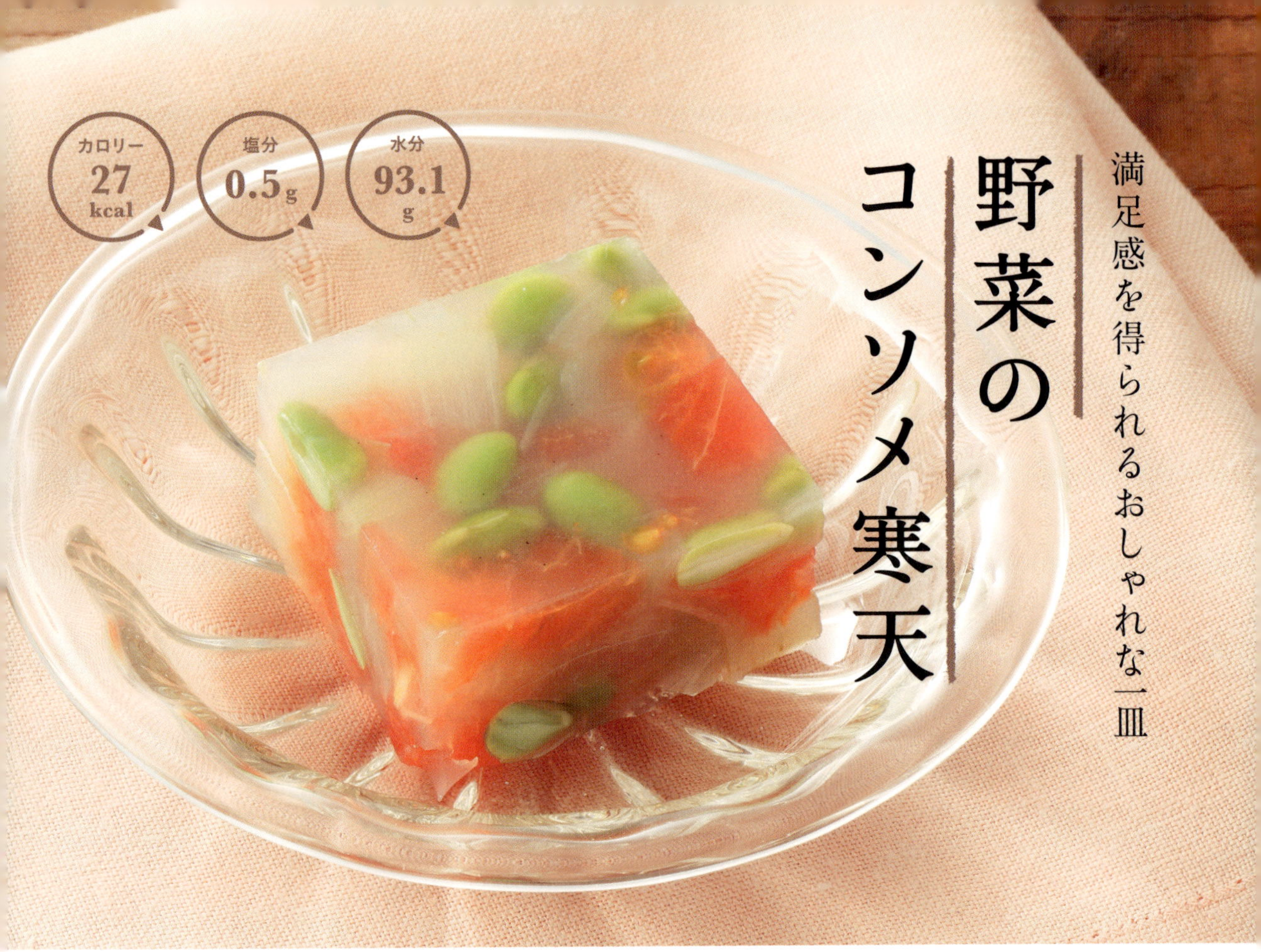

材料（作りやすい分量：5人分）

トマト	½個（100g）
むき枝豆	50g
玉ねぎ	½個（100g）
コンソメスープ	250cc
塩	少々（1g）
こしょう	少々（0.5g）
寒天	小さじ1（1.5g）

作り方

1. トマトは湯むきしてさいの目に切り、むき枝豆は茹でる。
2. 玉ねぎはさいの目に切って、コンソメスープ、塩、こしょうと共に鍋に入れて煮て、軟らかくなったら寒天を入れてよく混ぜる。
3. 2に1を入れて器に入れ、冷やし固める。5等分に切り分けて器に盛る。

・そよ風の栄養士から・

寒天で固めることで食材すべての水分を取ることができます。

材料（作りやすい分量：4人分）

白菜	2枚（240g）
ベーコン	60g
トマトジュース	120cc
コンソメスープ	120cc
塩	少々（0.4g）
こしょう	少々（0.2g）
コーンスターチ	大さじ1（6g）

作り方

1 白菜は葉と茎に分け、茎は鍋の底に敷き詰める。

2 1の上にベーコンを敷き、その上に白菜の葉を敷く。

3 トマトジュース、コンソメスープ、塩、こしょうを加え、中火で蒸し煮にする。白菜が軟らかくなったら、煮汁に水（分量外）で溶いたコーンスターチを入れてとろみをつける。

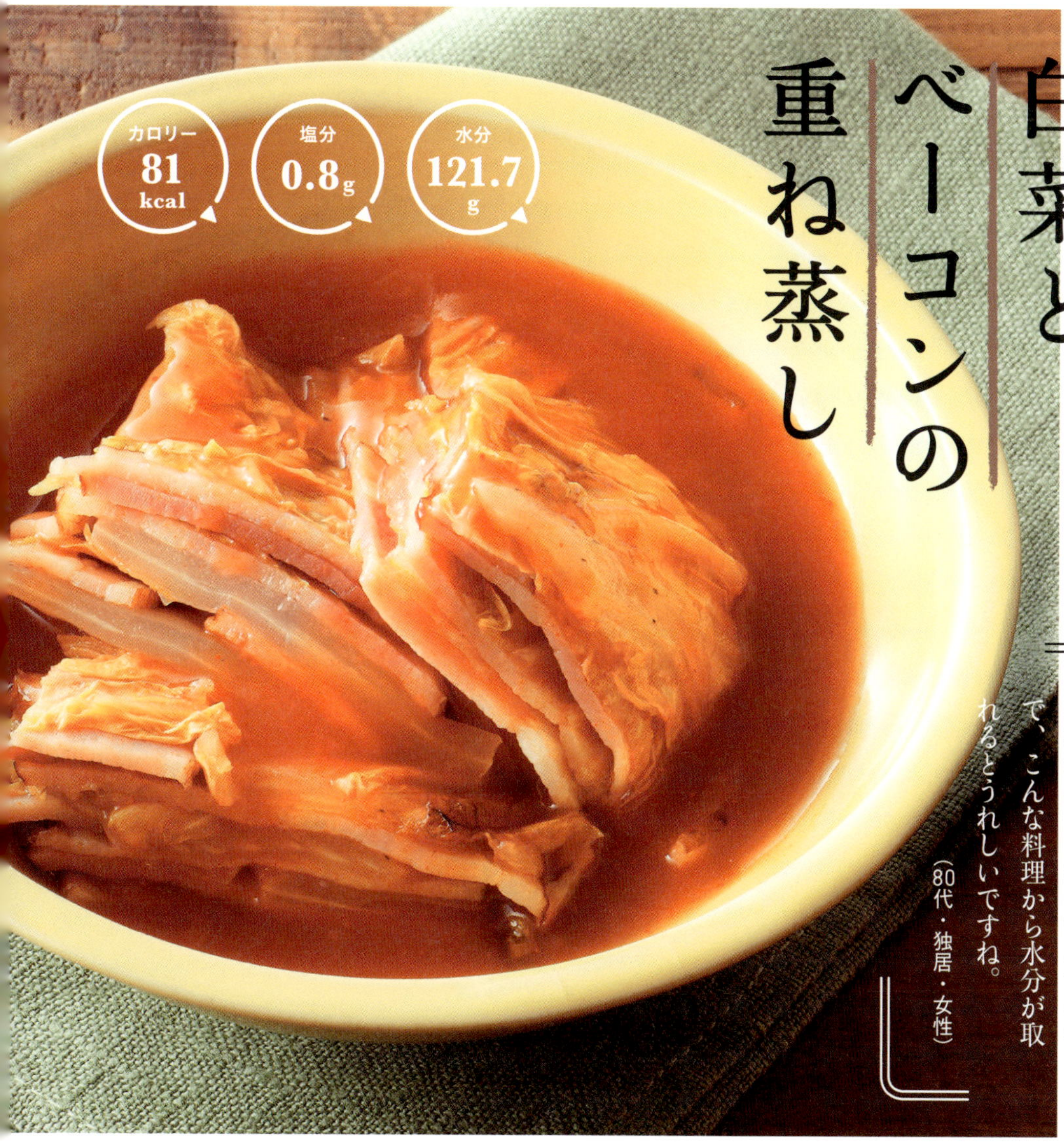

具材から水分が取れる

白菜とベーコンの重ね蒸し

カロリー 81kcal
塩分 0.8g
水分 121.7g

お茶があまり好きではないので、こんな料理から水分が取れるとうれしいですね。
（80代・独居・女性）

タンパク質豊富

サワラの卵みそ焼き

ご飯が進む、焼き魚の変わり種

カロリー 169 kcal

塩分 1.4g

タンパク質 15.6g

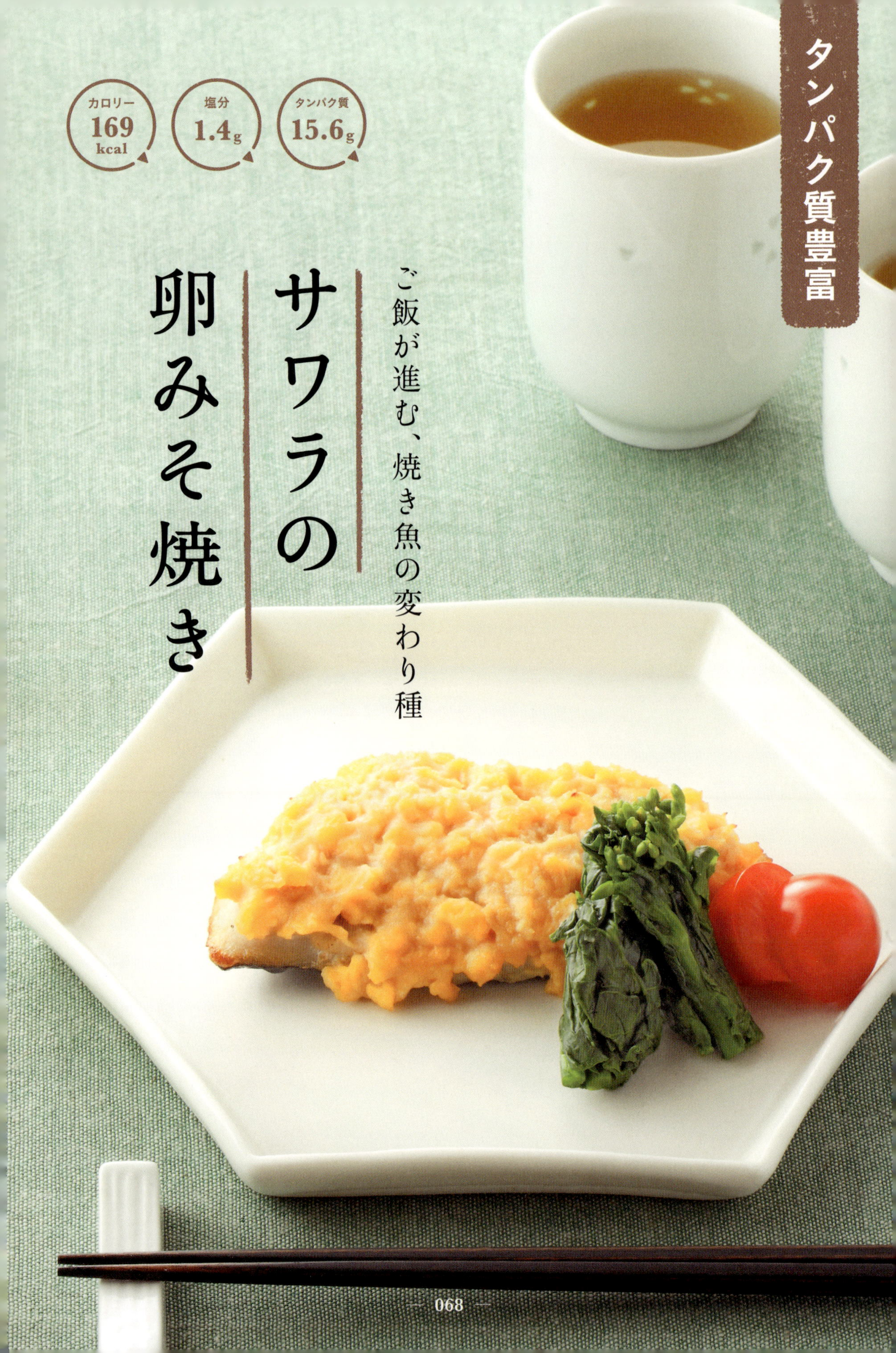

材料（2人分）

サワラ		2切れ（120g）
塩		少々（0.2g）
こしょう		少々（0.06g）
A	みそ	大さじ1（18g）
	酒	小さじ1（5g）
	みりん	小さじ1/3（2g）
	砂糖	小さじ1/3（1g）
卵		2/3個（30g）
菜の花（ほうれん草でもよい）		20g
ミニトマト		2個（20g）
サラダ油		小さじ1/2（2g）

作り方

1. サワラに塩とこしょうを振って下味をつける。菜の花は3㎝に切って茹でる。Aは混ぜ合わせておく。
2. フライパンにサラダ油を熱し、溶きほぐした卵で炒り卵を作る。
3. 炒り卵にAを加えて混ぜ合わせ、サワラの上に乗せる。
4. 魚焼きグリルで3を14〜15分焼く。器に盛り、菜の花とミニトマトを添える。

・そよ風の栄養士から・

タンパク質豊富な白身魚に卵を合わせて、パワーアップします。みその塩分によって味が変わるので、お使いのみそに合わせて量を調節してください。サワラでなくても、白身の魚なら何でも代用できます。

昼食やお弁当などで、主食を肉料理か魚料理か選べるときは、決まって魚にします。いつもは焼き魚や煮魚などワンパターンになりがちで、見た目も地味。でもこの卵みそ焼きは、花が咲いたかのように**色がきれいなうえ、いつもとは違う味なので変化がついていい**ですね。どちらかと言えば肉が好みの主人も、「これはおいしい」と箸が伸びていました。みそ味なので、ご飯も進みます。

（70代・夫婦二人暮らし・女性）

電子レンジ調理で簡単に

魚のレモン蒸し

カロリー 84 kcal

塩分 0.2g

タンパク質 11.9g

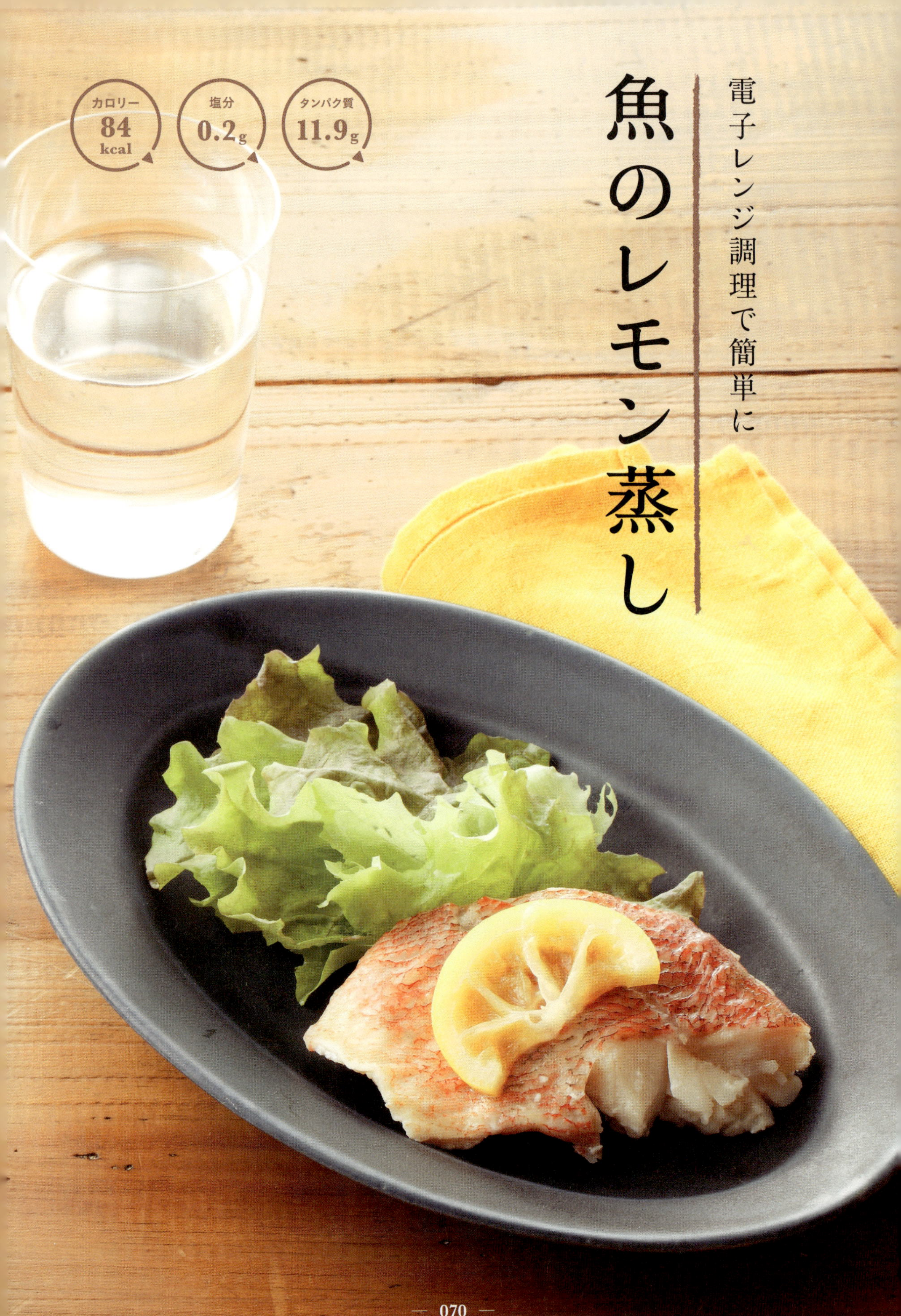

材料（2人分）

赤魚……2切れ（140g）
塩……少々（0.2g）
こしょう……少々（0.06g）
酒……大さじ2弱（28g）
レモン……10g
サニーレタス……10g

作り方

1 赤魚に塩とこしょうを振って下味をつけ、耐熱皿に乗せる。レモンは薄い半月切りにする。

2 1の赤魚に酒を振り、レモンを乗せてラップをかけ、600Wの電子レンジで3分加熱する。

3 付け合わせにサニーレタスを飾る。

・そよ風の栄養士から・

魚はタンパク質をたっぷり摂れますが、煮魚や焼き魚は飽きてしまう……という声から生まれたレシピです。レモンを乗せて焼くと、塩分が少なくてもさっぱりとして食べやすくなります。

いつもと違ってさっぱりした魚料理が食べたい……そんな希望をかなえてくれたのがこのレモン蒸しでした。年をとるにつれて、料理自体が面倒になってしまったのに加えて、食が細くなり、ますます料理がおろそかになっていた今日この頃。主治医から「もっときちんと食べて、特に**タンパク質を摂るように」と栄養指導を受けて**いたので助かりました。手間もかからず、電子レンジで作れるのはとてもいいですね。

（80代・独居・男性）

量が少なくてもタンパク質が豊富

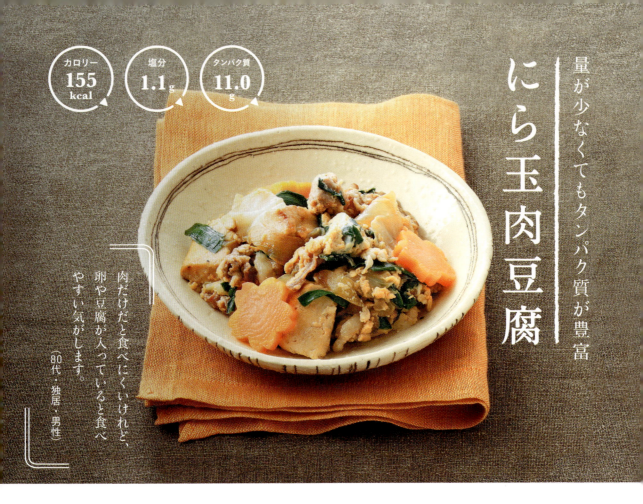

にら玉肉豆腐

カロリー 155 kcal　塩分 1.1 g　タンパク質 11.0 g

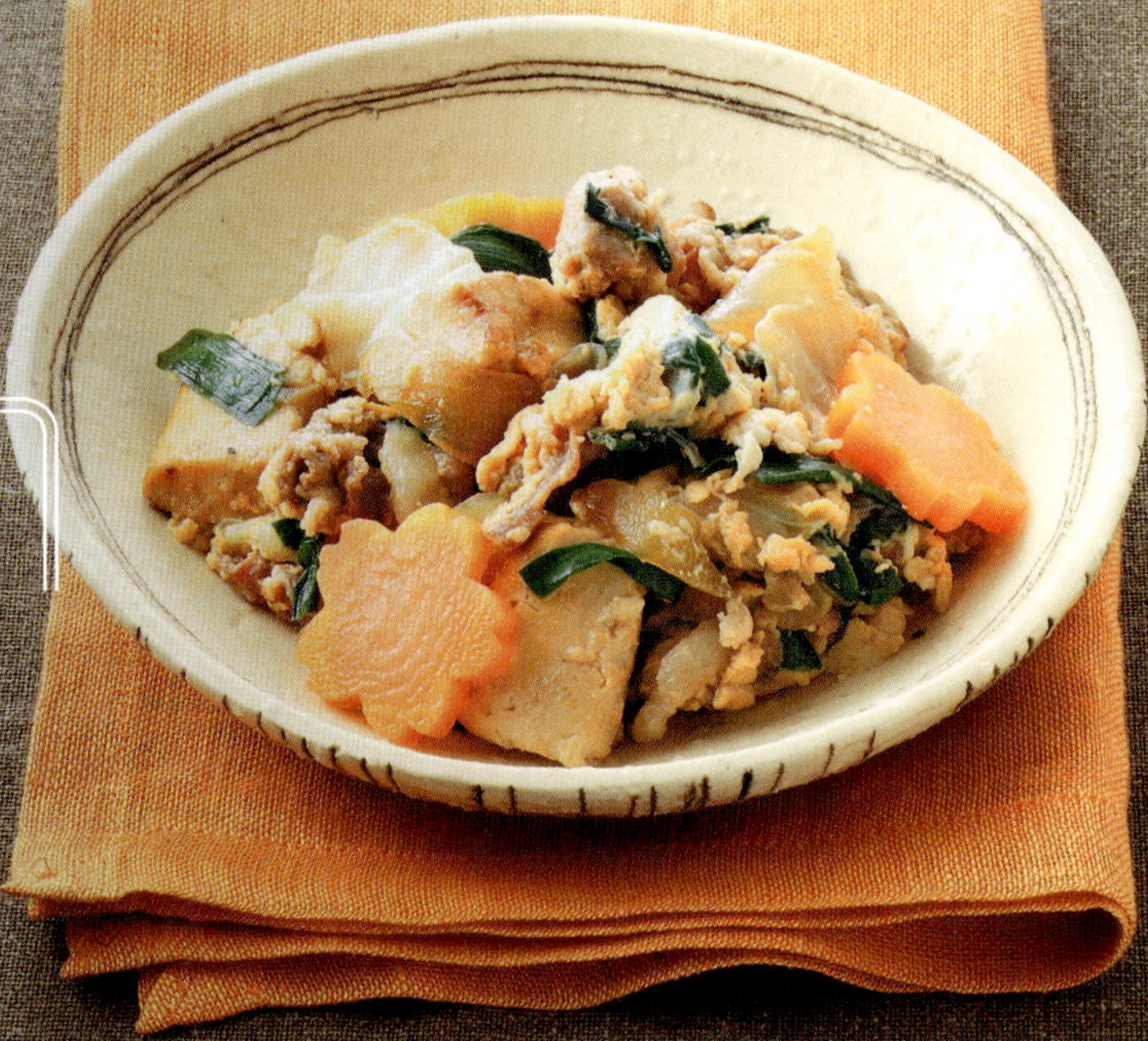

肉だけだと食べにくいけれど、卵や豆腐が入っていると食べやすい気がします。

（80代・独居・男性）

材料（2人分）

豚こま切れ肉		40g
木綿豆腐		80g
にら		20g
白菜		40g
玉ねぎ		20g
卵		1個（50g）
A	だし汁	120cc
	砂糖	小さじ½弱（1.4g）
	酒	小さじ1½弱（7.2g）
	しょうゆ	小さじ2（12g）
	みりん	小さじ2（12g）
にんじん（花形に切る）		2個（40g）
砂糖		小さじ⅓（1g）

作り方

1 木綿豆腐は食べやすい大きさに切り、キッチンペーパーを敷いた皿に約10分置いて軽く水気を切る。

2 にらは3㎝の長さに、白菜は3㎝の拍子木切り、玉ねぎは横半分に切って薄切りにする。

3 フライパンにAを入れて火にかけ、煮立ったら豚こま切れ肉を入れて煮る。

4 木綿豆腐を入れて蓋をして煮込み、白菜と玉ねぎを加えて煮る。最後ににらを加える。

5 4の汁を煮立たせ、溶いた卵を回し入れて蓋をし、卵に火が通るまで弱火で煮る。花形に切ったにんじんは水（分量外）、砂糖を入れた小鍋で煮る。器に盛り、にんじんを飾る。

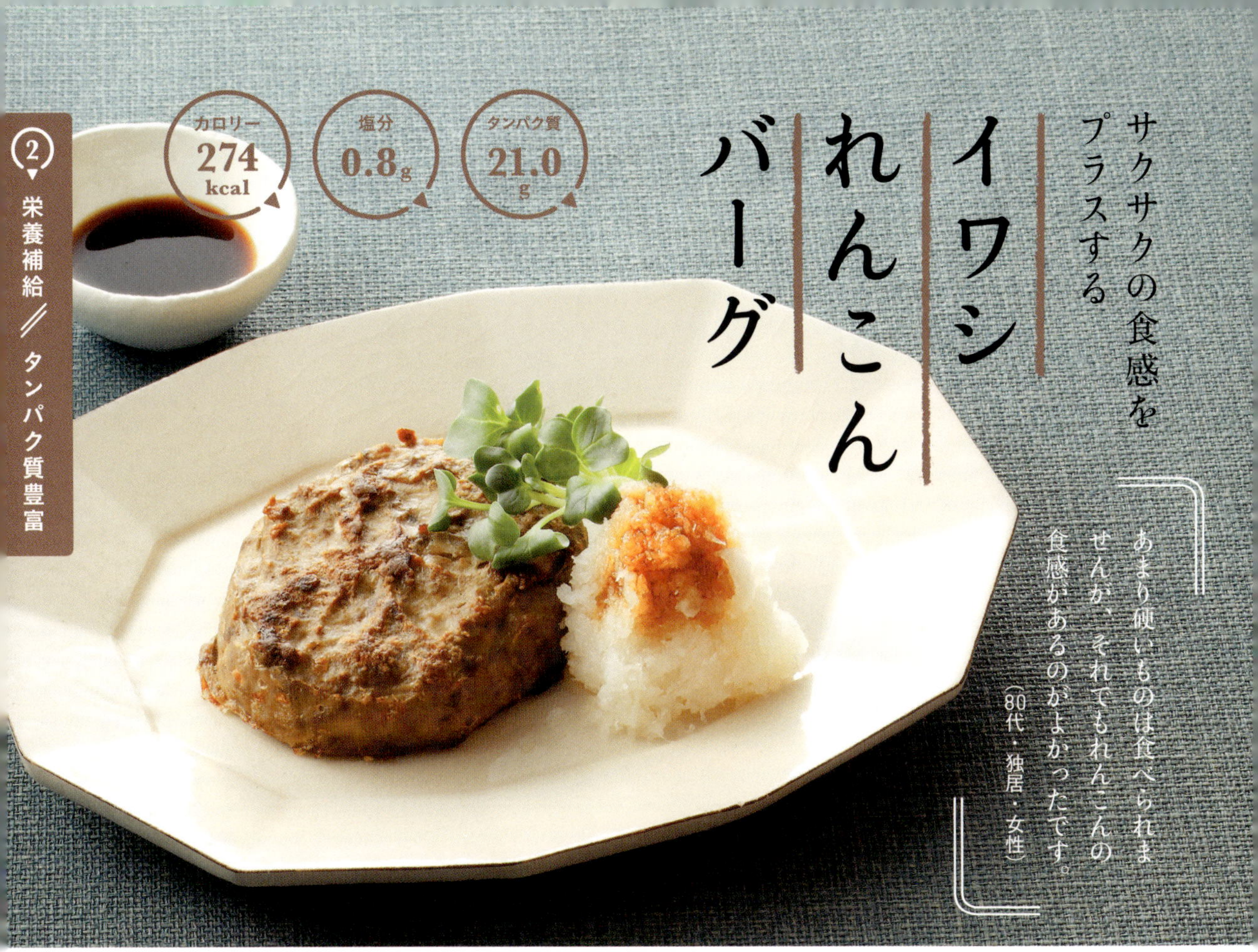

2 栄養補給／タンパク質豊富

カロリー 274 kcal　塩分 0.8g　タンパク質 21.0g

サクサクの食感をプラスする イワシれんこんバーグ

あまり硬いものは食べられませんが、それでもれんこんの食感があるのがよかったです。（80代・独居・女性）

材料（2人分）

イワシ		2尾（200g）
れんこん		20g
長ねぎ		4g
A	おろししょうが	小さじ1弱（3.4g）
	みそ	小さじ⅓弱（1.4g）
	酒	小さじ½強（2.6g）
	卵	⅕個（7.4g）
	片栗粉	大さじ1強（10g）
酒		小さじ2（10g）
ポン酢		小さじ2（10g）
大根		60g
かいわれ大根		4g
サラダ油		小さじ½（2g）

作り方

1 れんこんは5㎜角に切って酢水につけておき、長ねぎはみじん切りにする。

2 イワシは頭と内臓を取って手開きにし、中骨と皮を取り除き、包丁でたたいてミンチ状にする。1、Aをイワシと混ぜ合わせる。

3 2を小判形に丸めて、サラダ油を敷いたフライパンで焼く。ひっくり返したら酒を回し入れ、蓋をして3分程度蒸し焼きにする。

4 器に盛り、おろした大根、かいわれ大根を添えて、ポン酢をかける。

そよ風コラム❷

簡単に作れて冷蔵・冷凍保存ができる

常備菜

にんじんの唐揚げ

材料（1人分）

にんじん……260g
A　しょうゆ……26g
　　みりん……26g
　　おろししょうが……20.1g
片栗粉・小麦粉……各2g
サラダ油……24g
塩……20.1g

作り方

1 にんじんは3㎝長さのスティック状に切る。よく混ぜ合わせたAに、にんじんを30分ほど漬けておく。

2 *1*の汁気を軽く切り、合わせておいた片栗粉と小麦粉をまぶしてサラダ油でじっくり揚げる。

3 にんじんに火が通ったらしっかり油を切って、塩を振る。

・そよ風の栄養士から・

揚げ物はアルミホイルに包み、ポリ袋に入れて、冷凍で約1ヵ月保存可能。解凍はアルミホイルを外し、キッチンペーパーで包んで電子レンジで加熱するのがおすすめ。

ピーマンのきんぴら

材料（1人分）

ピーマン（緑・赤・黄）……各20g
えのきだけ……10g
みりん……6g
しょうゆ……3g
サラダ油……1g

作り方

1 ピーマン3色は細切りにする。えのきだけは石づきを取って食べやすい大きさに切る。

2 サラダ油を熱して*1*を炒め、みりんとしょうゆを加えて炒め合わせる。

・そよ風の栄養士から・

冷凍なら約1ヵ月保存可能です。冷蔵保存の場合は密閉容器に入れましょう。

ひよこ豆のトマト煮

材料（1人分）

ひよこ豆（水煮）……25g
ベーコン……5g
トマト……30g
おろしにんにく……3g
コンソメ（固形）……1g
水……40cc
パセリ（乾燥）……0.01g

作り方

1 ベーコンは粗みじん切り、トマトは皮をむいてひと口大に切る。

2 鍋にひよこ豆の汁気を切って入れ、*1*、おろしにんにく、コンソメ、水を加えて汁気がなくなるまで煮る。仕上げにパセリを振る。

・そよ風の栄養士から・

冷蔵は密閉容器で、冷凍は一定の厚さにして小分けにして保存し、食べる際は冷蔵庫で自然解凍します。

Part 3

最近、飲み込むのが難しい！
嚥下障害があってもおいしく食べたいんです

見た目もおいしいソフト食

噛む力が弱くなったり、
飲み込む力が弱くなる嚥下障害。
それでも、おいしいものが食べたい、
できるだけ家族と
同じものが食べたいという
シニアのために
見た目は普通と変わらず、
嚥下障害があっても食べやすい
「ソフト食」を紹介します。
4つの定食は、
主食からデザートまでついた豪華版。
おかずを好みでチェンジできる
提案もしています。

ソフト食の考え方

本書のソフト食は、「自分だけこれでは食べる気がしない」という気持ちにならないよう、嚥下障害がある方でも、家族となるべく見た目が同じものを食べられるように考えています。ここでは78ページからのソフト食に共通するテクニックをまとめました。

» テクニック❶

“そよ風”の基本スケール

食材の切り方には一定の基準を設けています。本書では「ひと口」などで紹介していますが、嚥下障害の程度に合わせて、同じ作り方でも切り方を「きざみ」や「極きざみ」にします。ただし、「ふつう」「ひと口」でも下茹でするなど軟らかく仕上げる工夫をしています。

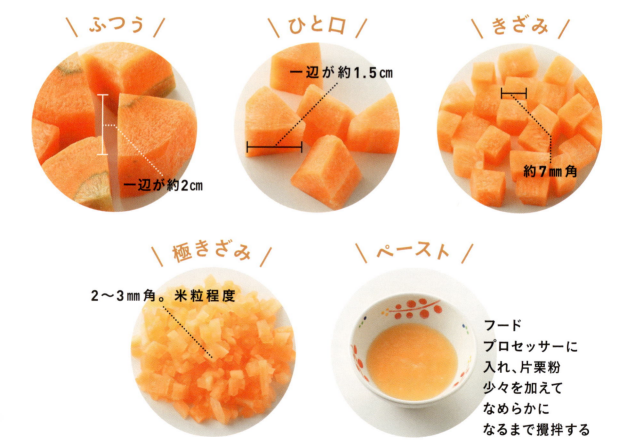

\ ふつう /

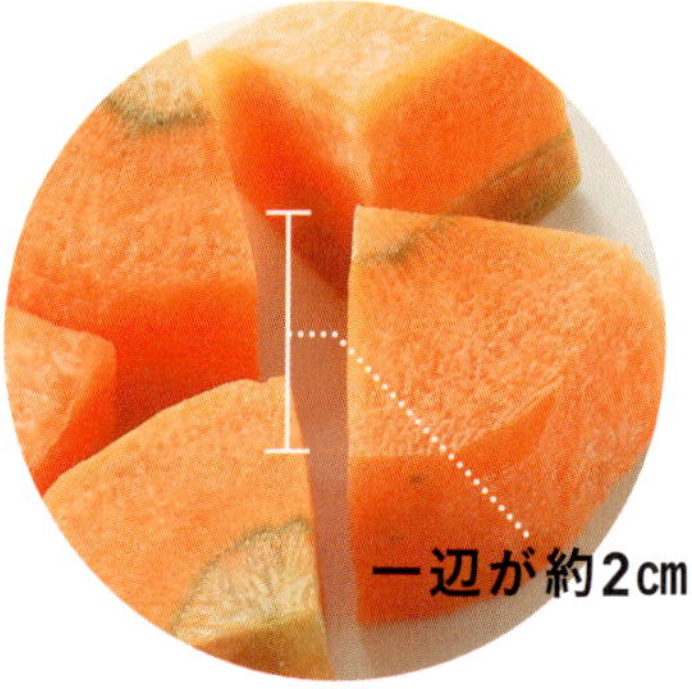
一辺が約2㎝

\ ひと口 /

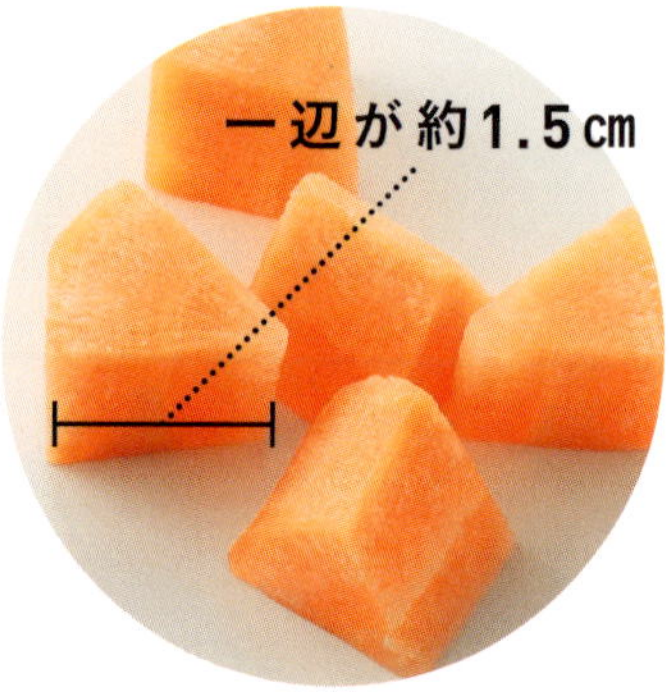
一辺が約1.5㎝

\ きざみ /

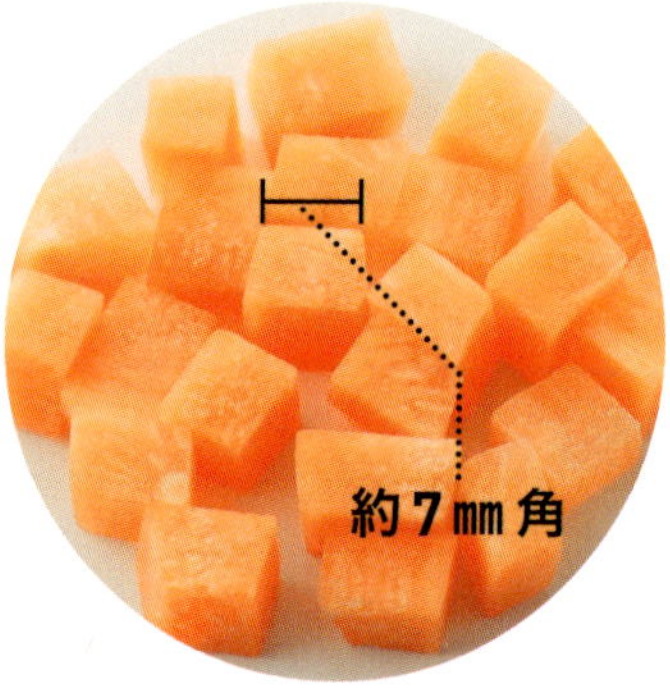
約7㎜角

\ 極きざみ /

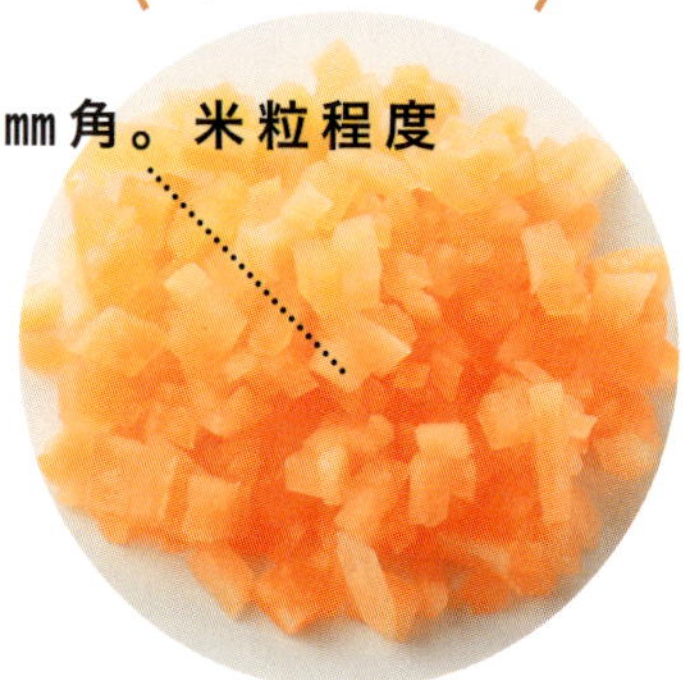
2〜3㎜角。米粒程度

\ ペースト /

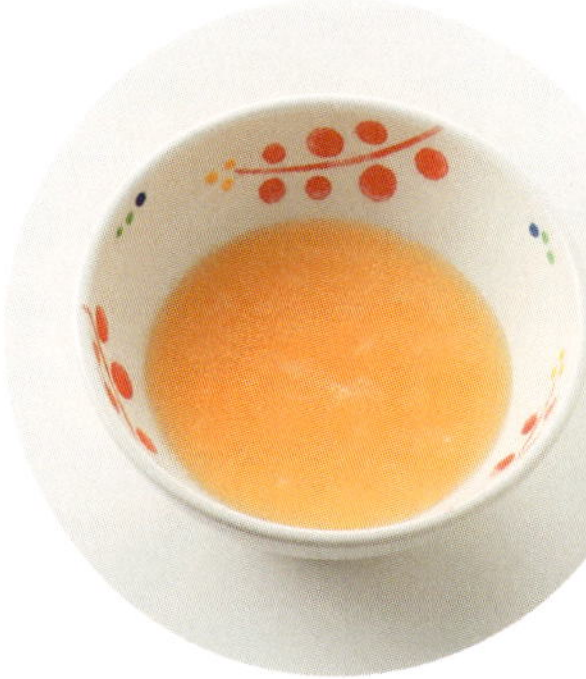

フードプロセッサーに入れ、片栗粉少々を加えてなめらかになるまで攪拌する

≫ テクニック❷

シニアが食べやすい食材の切り方

野菜の場合、シャキシャキとした食感を残したいときは繊維に沿って切りますが、シニア向けの料理では、繊維が飲み込みにくい原因になるため、繊維を断つように切ります。

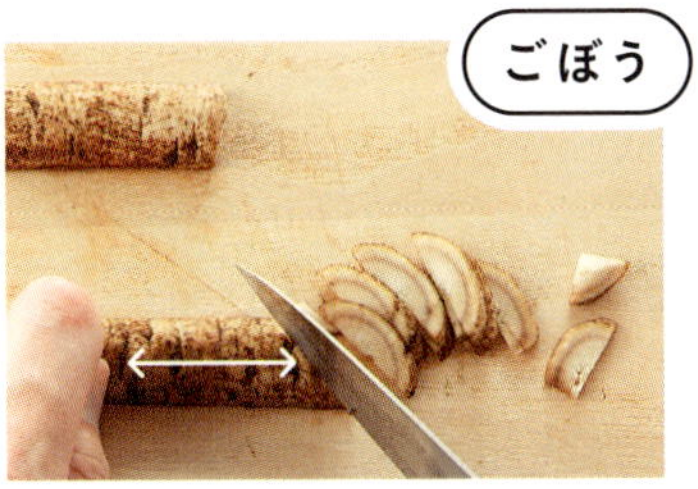

縦半分に切ってから、繊維を断つように半月切りなどにするとよい。

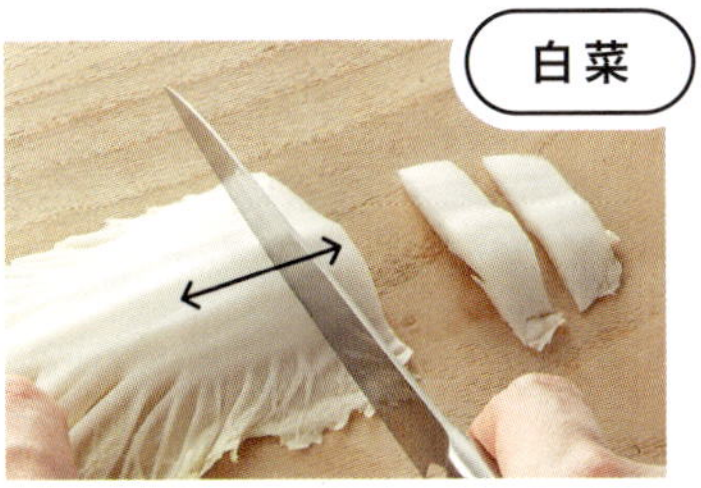

繊維が縦に通っているので、それを断つように切る。

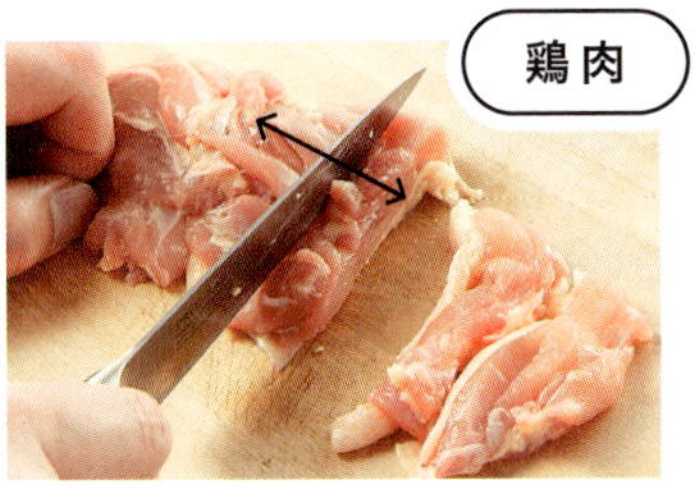

写真の矢印の方向に繊維が走っているので、それを断つように切る。

≫ テクニック❸

食材や調理を工夫して見た目もおいしそうに

嚥下障害があるシニアのための食事は、見た目が二の次になりがち。食材を代用したり、成形するなど工夫をすることで、今までと変わらない見た目の食事にすることができます。

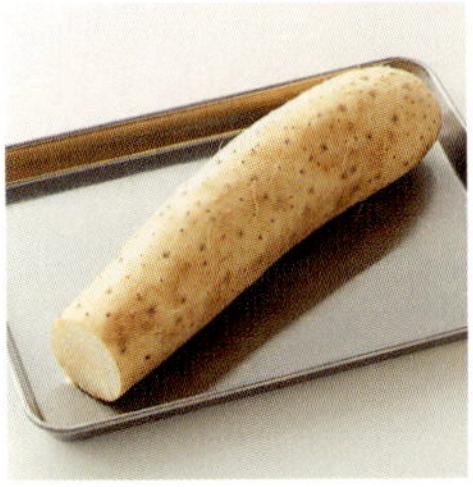

長いもを使う

シニア向けソフト食に役立つのが長いも。すりおろして肉や魚と合わせると、つるりと喉を通る、喉ごしのよい素材になります。

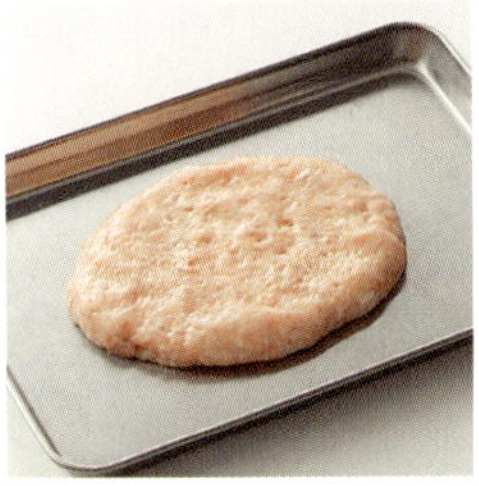

ひき肉に切り替える

塊のまま調理するとんかつや唐揚げなどは、ひき肉に切り替えて、蒸した後に衣をつけて揚げれば同じ味が楽しめます。

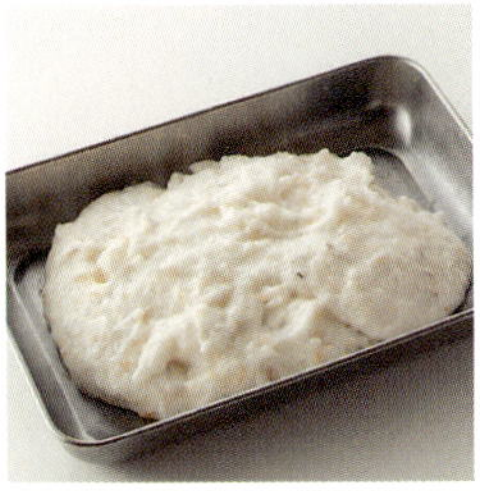

すりつぶす

魚やエビなどはすりつぶしてから蒸し、その後焼いたり揚げたりすることで旨みも見た目もそのままにできます。

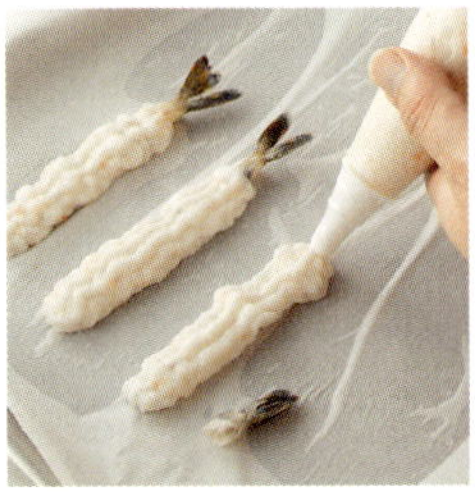

形作る

すりつぶした食材は、型に入れたり、絞り袋で絞り出して成形するなどして、健康な方の食事と変わらない見た目の仕上がりに。

汁物にはとろみ。あんかけがコツ

汁物は飲み込むタイミングをとりにくく、誤嚥の原因に。水溶き片栗粉でとろみをつけると防ぐことができます（例：かき玉汁〈86ページ〉）。また、口の中でパサパサしやすいものには、あんをかけることで飲み込みやすくなります（例：里いもまんじゅう〈85ページ〉）。

炊き込みご飯・コロッケ定食

1 炊き込みご飯
2 粕汁
3 長いもとサケのコロッケ
4 オレンジ入り白和え
5 水ようかん

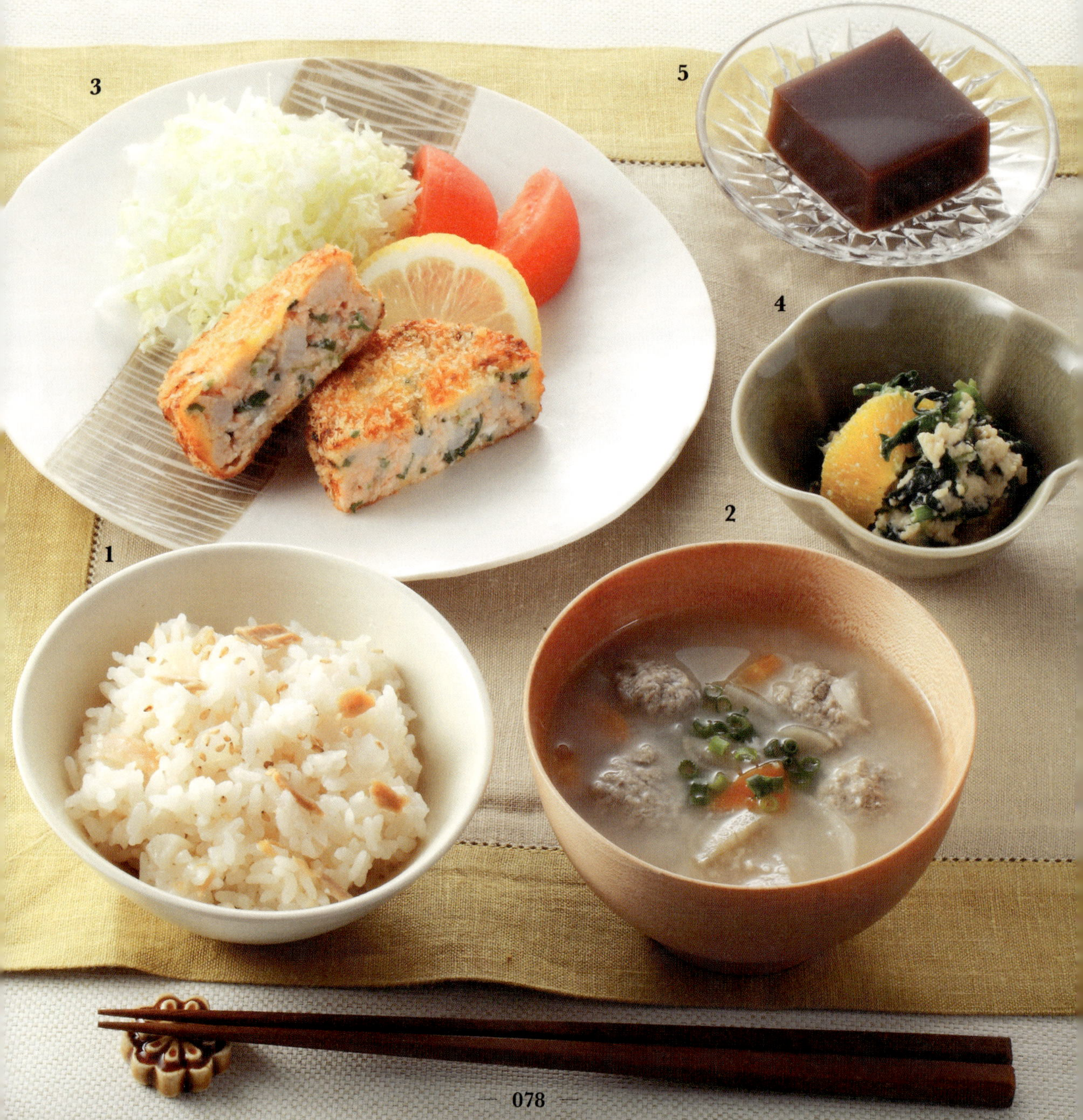

寒い時期には身体が暖まる

粕汁

カロリー 138 kcal　塩分 1.0g

材料（作りやすい分量：4人分）

大根	40g
にんじん	20g
里いも	40g
ごぼう	20g
長ねぎ	20g
和風だし汁	600cc
A　酒粕	120g
みそ	大さじ1強（20g）
しょうゆ	小さじ⅔（4g）
万能ねぎ	2½本（12g）
［つみれ］	
イワシすり身	120g
長いも（すりおろす）	40g
卵白	1½個分（32g）
片栗粉	小さじ1½強（4.8g）
おろししょうが	小さじ½（2g）

作り方

1. 大根、にんじんは小さめのいちょう切り、里いもは大根などに大きさを合わせて切る。ごぼう、長ねぎは繊維を断つように半月切りにする。すべて下茹でする。
2. つみれの材料をフードプロセッサーに入れ滑らかになるまで混ぜる。
3. 鍋に湯（分量外）を沸かし、*2* をスプーンで丸くまとめながら入れ、茹でて引き上げる。
4. 鍋に和風だし汁、*1* と *3* を入れて煮て、Aを加えて味をととのえる。器に盛り、小口切りにした万能ねぎを添える。

具が軟らかく煮込んであるので、硬そうに見える根菜も、つぶして食べられました。

（80代・独居・男性）

長いもで飲み込みやすく

長いもとサケのコロッケ

カロリー 179.1 kcal　塩分 0.6g

チェンジできます
≫
親子煮
（81ページ）
筑前煮
（82ページ）

材料（作りやすい分量：5人分）

長いも	250g
サケ	1切れ（100g）
（サケフレークを使用する場合は50g）	
万能ねぎ	5本（20g）
塩	少々
小麦粉	大さじ3弱（25g）
卵	½個（25g）
パン粉	大さじ8強（25g）
サラダ油	適宜
［付け合わせ］	
白菜（葉先）	½枚（75g）
トマト	小½個（75g）
レモン	¼個（25g）

作り方

1. 長いもは蒸し器で蒸し、軟らかくなったらボウルに移してつぶす。
2. サケは焼き、骨や皮を取りながらほぐす。万能ねぎは小口切りにする。
3. *1* と *2*、塩を混ぜ合わせる。成形し、小麦粉、卵、パン粉の順につける。
4. サラダ油を熱し、*3* を揚げる。
5. 白菜は葉先を千切りにする。トマトはくし切りにする。揚げたコロッケとともに器に盛り、レモンを添える。

ひき肉が入った普通のコロッケより、簡単に飲み込むことができたように思います。

（80代・独居・女性）

白米よりも食が進む

炊き込みご飯

カロリー 242.5 kcal
塩分 0.8g

材料
（作りやすい分量：米1合分）

米……1合（160g）
ツナ（缶詰）……12.5g
大根……25g
ごま……小さじ⅔（2.5g）
だし汁……300cc
塩……少々（1.5g）
酒……小さじ1½（7.5g）
しょうゆ……小さじ½弱（2.5g）

作り方

1 米は研いでおく。
2 大根は繊維を断つように短冊切りにし、下茹でする。ツナは余分な水分を切る。
3 炊飯器にごま以外の材料を入れて炊く。
4 炊き上がったら、仕上げにごまを振る。

味付きのご飯は飽きなくていいですね。大根は軟らかく、食べやすいです。
（80代・独居・女性）

喉ごしがよいので粒あんでもOK

水ようかん

塩分 0.0g
カロリー 81.3 kcal

チェンジできます
≫
さつまいものオレンジ煮
（83ページ）

材料（作りやすい分量：5人分）

こしあん……250g
水……250cc
粉寒天……2g
砂糖……小さじ1⅔（5g）

作り方

1 鍋に水と粉寒天を入れてよく混ぜ、火にかけて混ぜながら煮溶かす。
2 砂糖を加え、煮溶かして1～2分煮る。こしあんを入れ、滑らかになるまでよく混ぜる。
3 粗熱を取り、水で濡らした型に流し入れる。固まったら、食べやすい大きさにカットする。

・そよ風の栄養士から・

あんこのままだと飲み込みにくい方も、水ようかんなら食べやすくなります。

フルーツ入りでさっぱりと

オレンジ入り白和え

塩分 0.3g
カロリー 42.6 kcal

材料（作りやすい分量）

木綿豆腐……½丁（150g）
オレンジ……約1個（正味100g）
ほうれん草（葉のみ）……300g
A 薄口しょうゆ……大さじ1強（20g）
　砂糖……大さじ2強（20g）
　練りごま……大さじ1⅓（20g）

作り方

1 木綿豆腐は水気を切っておく。オレンジは皮をむいて子房に分け、薄皮もむく。
2 ほうれん草は2㎝幅に切り、軟らかくなるまで茹でる。
3 Aの調味料と水切りした豆腐を混ぜ合わせ、和え衣を作る。
4 水気を切ったほうれん草とオレンジをボウルに入れ、3を加えて混ぜる。

・そよ風の栄養士から・

ごま和えより飲み込みやすいのでおすすめ。ほうれん草は葉先だけを使います。

親子煮

見た目は同じで軟らかく

カロリー 229.5kcal

塩分 1.7g

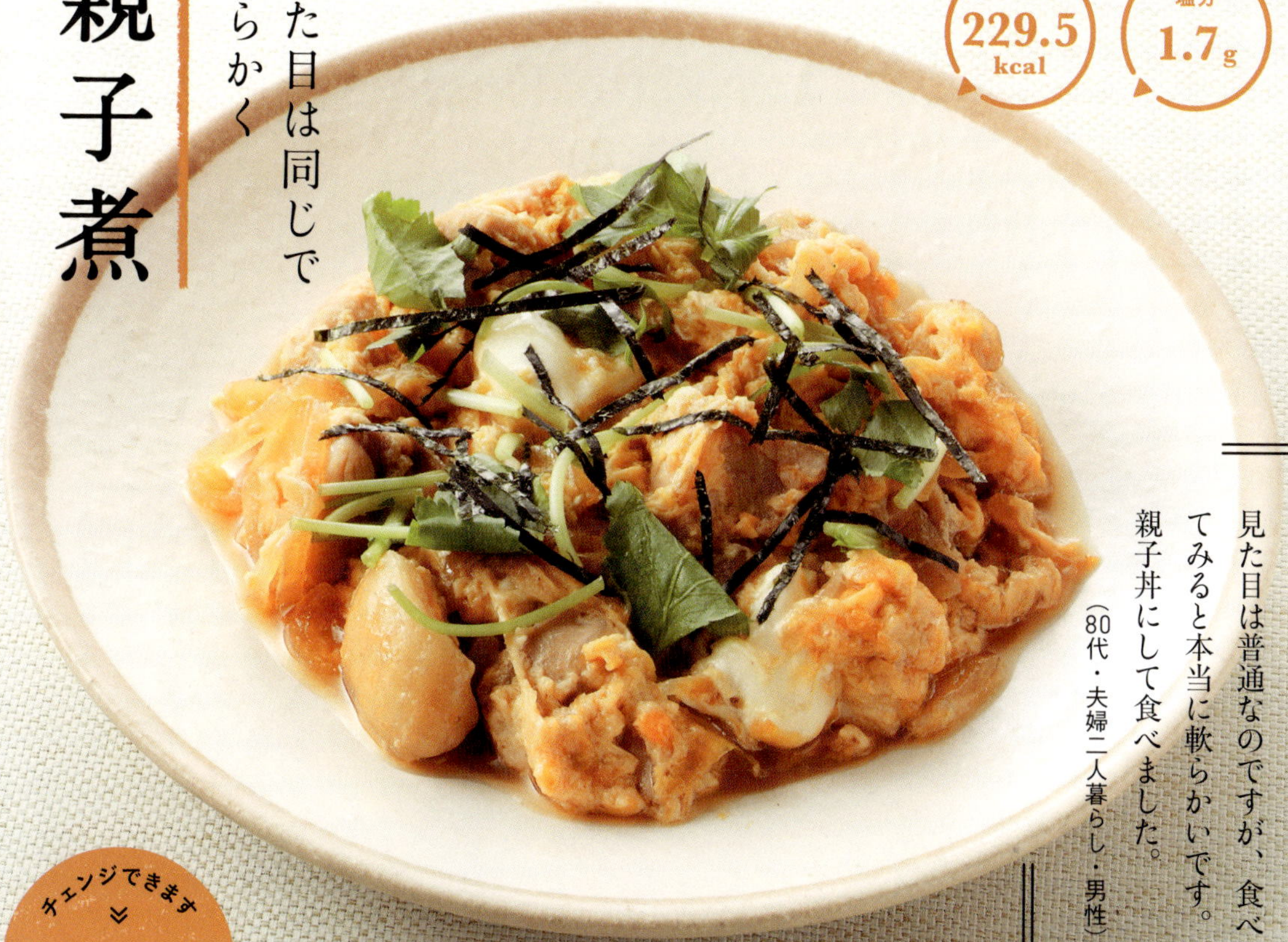

見た目は普通なのですが、食べてみると本当に軟らかいです。親子丼にして食べました。
（80代・夫婦二人暮らし・男性）

チェンジできます
≫
長いもとサケのコロッケ
（79ページ）

材料（作りやすい分量：4人分）

鶏もも肉 …… 200g
玉ねぎ …… ½個（80g）
卵 …… 4個
糸三つ葉 …… 4本（4g）
刻みのり …… 少量
A
- 水 …… 200cc
- だし粉 …… 小さじ1⅓（2g）
- 砂糖 …… 大さじ2（18g）
- みりん …… 大さじ3⅓（60g）
- しょうゆ …… 大さじ4（72g）

作り方

1. 鶏もも肉はひたひたの水と一緒に圧力鍋に入れて約30分、軟らかく煮て、小さめに切る。
2. 玉ねぎは繊維を断つよう薄切りにして茹でる。糸三つ葉は短めにカットする。
3. 卵を割りほぐしておく。
4. Aを鍋に入れ、鶏もも肉、玉ねぎを入れて煮る。
5. 卵を4に回し入れ、糸三つ葉を入れて蓋をする。器に盛り、刻みのりを乗せる。

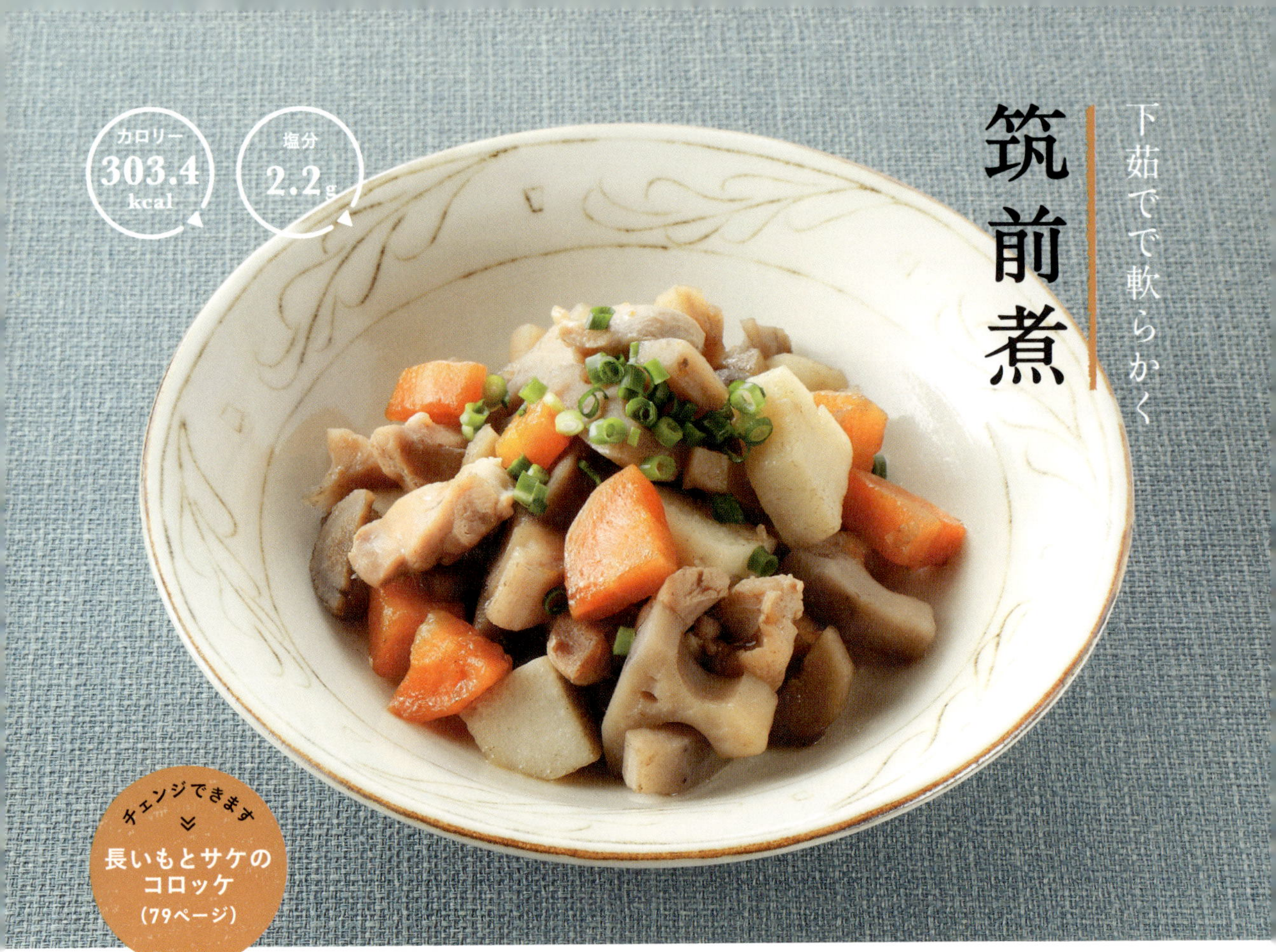

下茹でで軟らかく

筑前煮

カロリー 303.4 kcal

塩分 2.2 g

チェンジできます
≫
長いもとサケのコロッケ
（79ページ）

材料（作りやすい分量：4人分）

鶏もも肉 …… 120g
れんこん …… 160g
にんじん …… 80g
里いも …… 小4個（80g）
ごぼう …… 40g
万能ねぎ …… 4本（12g）
A
- 水 …… 600cc
- だし粉 …… 小さじ2（4g）
- 砂糖 …… 大さじ2強（20g）
- 濃口しょうゆ …… 小さじ2⅔（16g）
- みりん …… 小さじ2⅔（16g）

作り方

1 鶏もも肉はひたひたの水（分量外）と一緒に圧力鍋に入れて30分煮て、小さめに切る。

2 れんこんはいちょう切り、ごぼうは半月切りにし、圧力鍋で30分程度茹でる。にんじんはいちょう切り、里いもは大きさを合わせて切り、それぞれ下茹でしておく。

3 Aと1、2を鍋に入れて煮て、仕上げに万能ねぎを散らす。

・そよ風の栄養士から・

肉や野菜は繊維を断って薄めに切り、下茹ですることでシニア向けに。

ほどよい酸味が食べやすい

さつまいものオレンジ煮

カロリー 93.9 kcal

塩分 0.5g

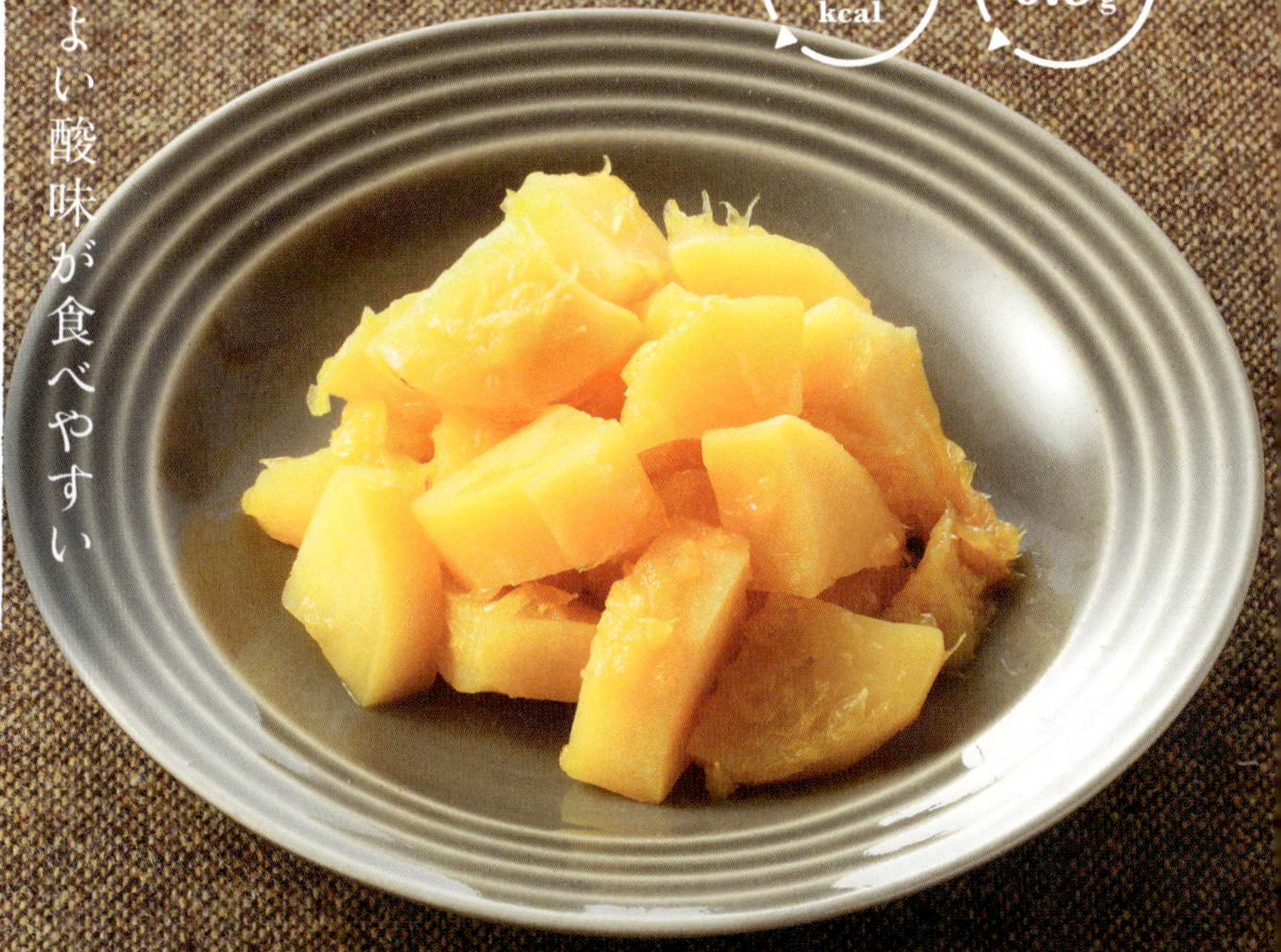

チェンジできます ≫ 水ようかん (80ページ)

材料 (作りやすい分量:4人分)

さつまいも……200g
オレンジ (果肉)……1個 (80g)
A
- レモン果汁……少々
- 砂糖……小さじ4 (12g)
- 水……240cc
- オレンジジュース……80cc
- 塩……少々
- しょうゆ……少々

作り方

1 さつまいもの皮をむき、いちょう切りにする。

2 オレンジは皮をむき、身を取り出す。

3 Aと1、2を鍋に入れて舌でつぶせる軟らかさになるまで煮る。

・そよ風の栄養士から・

オレンジジュースで甘味もプラス。甘いけれどさっぱりして食べやすい味に。

エビチリ・中華がゆ定食

1 中華がゆ
2 かき玉汁
3 辛くないエビチリ
4 里いもまんじゅう
5 りんごのコンポート

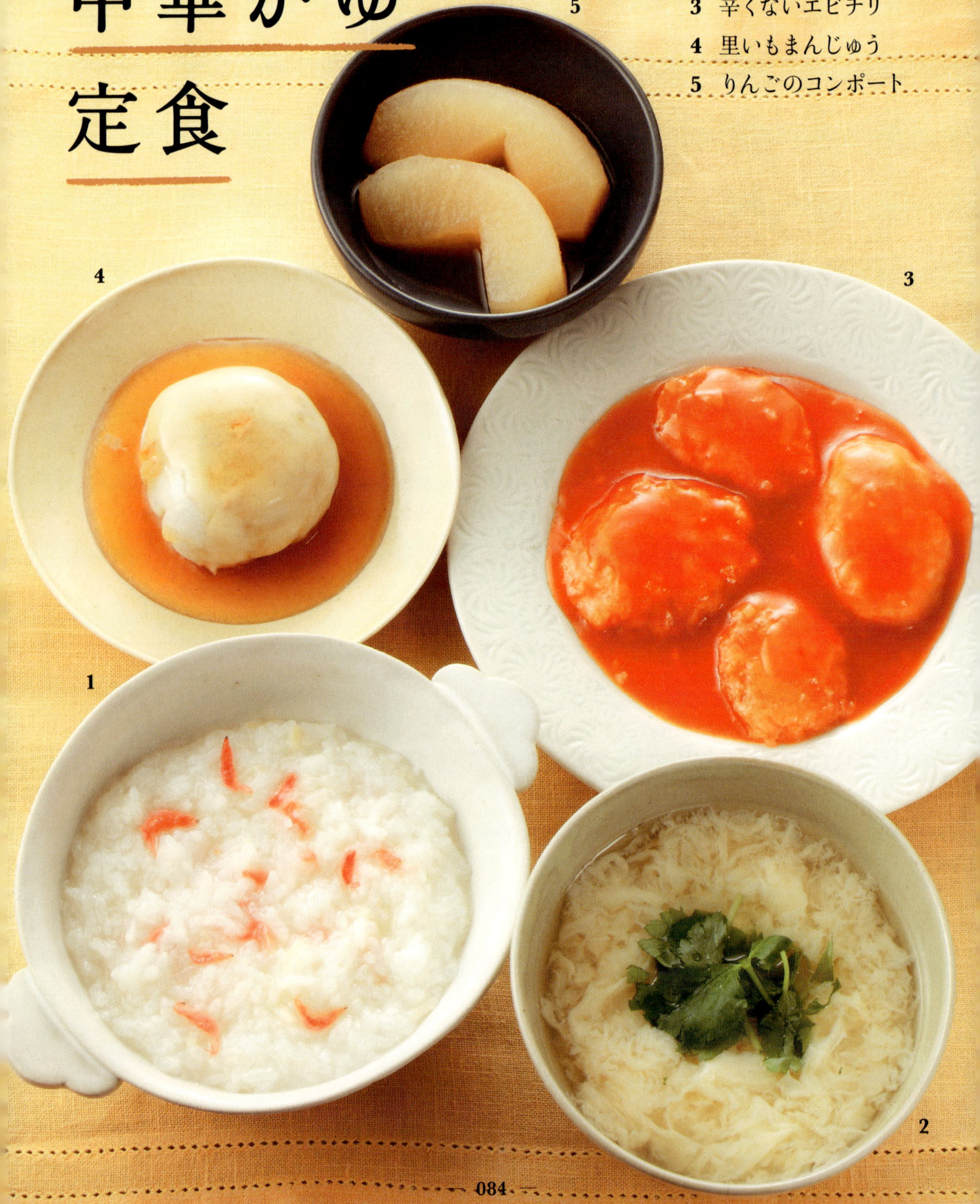

滑らかで飲み込みやすい

里いもまんじゅう

カロリー 85.1 kcal　塩分 0.5 g

材料（作りやすい分量：4人分）

里いも……小4個（160g）
鶏ひき肉……60g
長いも……20g
長ねぎ……20g
にんじん……12g
片栗粉……小さじ1弱（2.4g）
A　おろししょうが……少々
　みそ……小さじ⅔（4g）
　砂糖……小さじ1⅓弱（3.6g）
　酒……小さじ2弱（7.6g）
　濃口しょうゆ……小さじ⅔弱（3.6g）

［あん］
しょうゆ……小さじ1⅓（8g）
みりん……小さじ1⅓（8g）
酒……小さじ2弱（8g）
和風だし汁……100cc
片栗粉……大さじ1弱（8g）

作り方

1 里いもを蒸し、軟らかくなったらつぶす。

2 長いも、長ねぎ、にんじんは粗みじんに切る。

3 鶏ひき肉と 2 の野菜を炒め、Aの調味料を入れて炒め合わせる。水（分量外）で溶いた片栗粉を入れ、とろみをつける。

4 1 の里いもを丸くまとめ、軽く伸ばして 3 の具材を包む。

5 片栗粉以外のあんの調味料を鍋に入れて火にかける。水（分量外）で溶いた片栗粉でとろみをつける。4 を器に盛り、あんをかける。

あんがかかっていて飲み込みやすいです。見た目もおしゃれなのでお客様にもいいかも。
（70代・独居・女性）

真薯にしたエビがふっくら軟らか

辛くない エビチリ

チェンジできます ≫ サケの野菜あんかけ （87ページ）

カロリー 96.5 kcal　塩分 1.2 g

材料（作りやすい分量：4人分）

A　むきエビ……120g
　長いも（すりおろす）……40g
　卵白……1個分（32g）
　片栗粉……小さじ2（4.8g）
　おろししょうが……小さじ½（2g）
B　ケチャップ……大さじ12（180g）
　砂糖……大さじ4（36g）
　酢……大さじ1弱（12g）
　鶏ガラスープ……400cc
　しょうゆ……小さじ⅔（4g）
　レモン果汁……4g
長ねぎ（みじん切り）……¼本（20g）
おろしにんにく……小さじ½（2g）
おろししょうが……小さじ⅓（2g）
片栗粉……大さじ1弱（8g）
サラダ油……小さじ1（4g）

作り方

1 Aをすべてフードプロセッサーに入れ、滑らかになるまで混ぜたら、ひと口サイズに丸く成形する。

2 十分に湯気が上がった蒸し器に 1 を入れて蒸し、表面を固める。

3 鍋にサラダ油を入れ、長ねぎ、おろしにんにく、おろししょうがを入れて炒める。

4 3 にBを入れ、2 を入れて煮る。水（分量外）で溶いた片栗粉を入れ、ひと煮立ちさせる。

・そよ風の栄養士から・

家族の分は、炒めたエビを、最後にソースと合わせるといいでしょう。

貝柱の旨みとごま油の香りをプラス

中華がゆ

カロリー 190.1 kcal　塩分 0.7g

材料（2人分）

米……100g
水……1L
A　桜エビ……6g
　　貝柱……20g
　　鶏ガラスープの素……大さじ1（8g）
　　塩……少々（1.2g）
ごま油……小さじ½（2g）

作り方

1 米は研いでおく。
2 *1*と水を鍋に入れ、火にかける。
3 米が軟らかく煮えたらAを入れ、桜エビが軟らかくなったら仕上げにごま油を加える。

白がゆよりも少しこってりとした中華風味があって、家族と一緒においしくいただくことができました。
（80代・家族同居・男性）

アレンジも自在

りんごのコンポート

カロリー 70.9 kcal　塩分 0.0g

材料（4人分）

りんご……1個（240g）
水……適量
砂糖……大さじ4強（40g）
レモン果汁……少々

作り方

1 りんごは皮をむき、8等分にカットする。
2 りんご、水、砂糖、レモン果汁を鍋に入れ、軟らかくなるまで煮る。
3 途中、水がなくなりそうになったら、少しずつ追加する。

・そよ風の栄養士から・

りんごだけでなく季節の果物を使ったり、ワインで煮たりとアレンジできます。

ふわふわの卵で食べやすく

かき玉汁

カロリー 49.7 kcal　塩分 1.0g

材料（2人分）

卵……1個（50g）
糸三つ葉（葉の部分のみ）……6本（6g）
塩……少々（1.2g）
しょうゆ……少々（0.8g）
酒……少々（0.8g）
和風だし汁……300cc
片栗粉……小さじ1強（4g）

作り方

1 和風だし汁を鍋に入れて沸かす。
2 *1*に塩、しょうゆ、酒を入れる。
3 *2*に水（分量外）で溶いた片栗粉を加える。
4 卵を割りほぐし、*3*に加えて火を通す。糸三つ葉の葉の部分を刻んで加える。

・そよ風の栄養士から・

片栗粉でとろみをつけて、通常の吸い物よりも飲みやすくしています。

見た目とは違う軟らかさ

サケの野菜あんかけ

カロリー 249.3 kcal

塩分 6.7 g

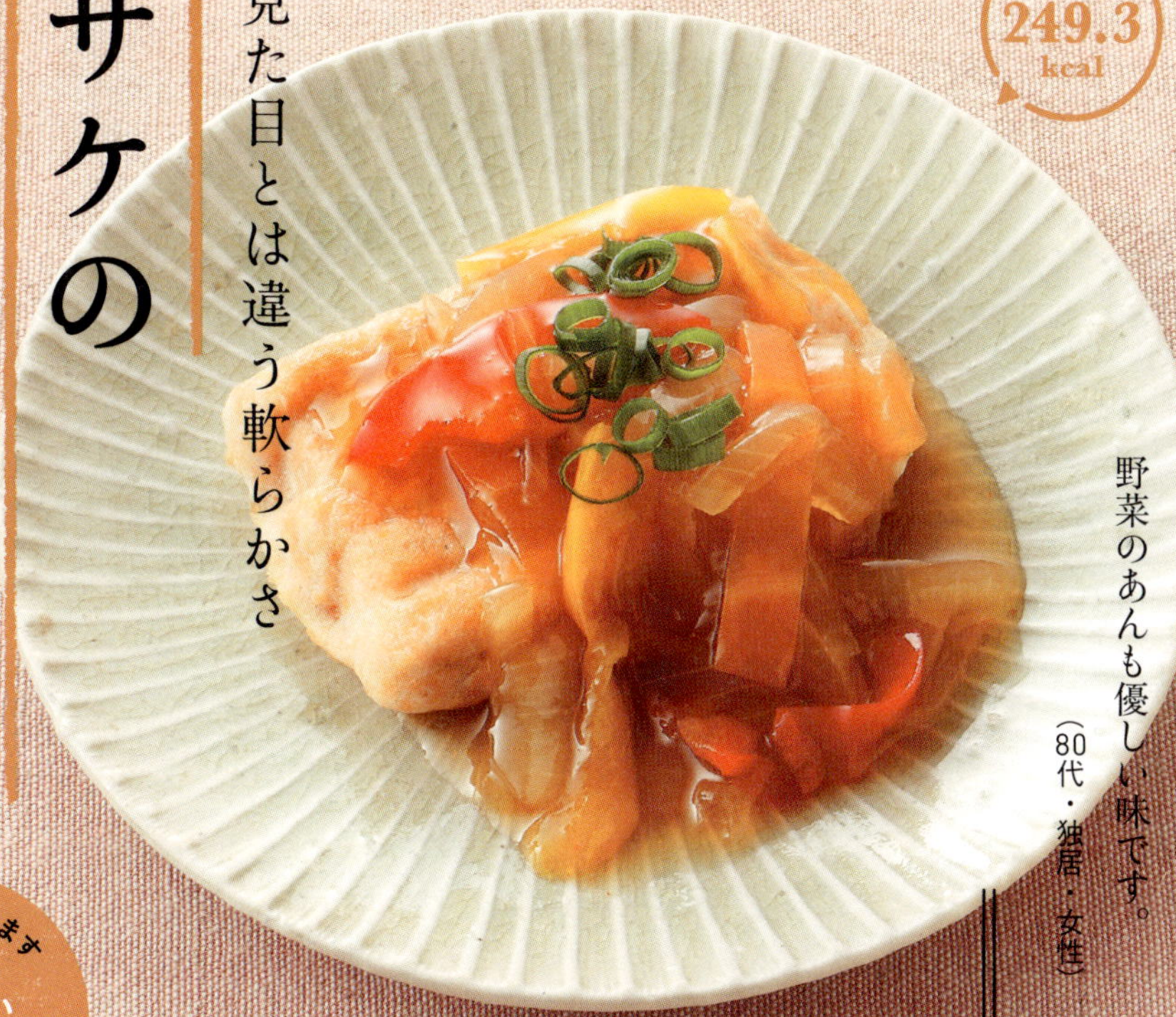

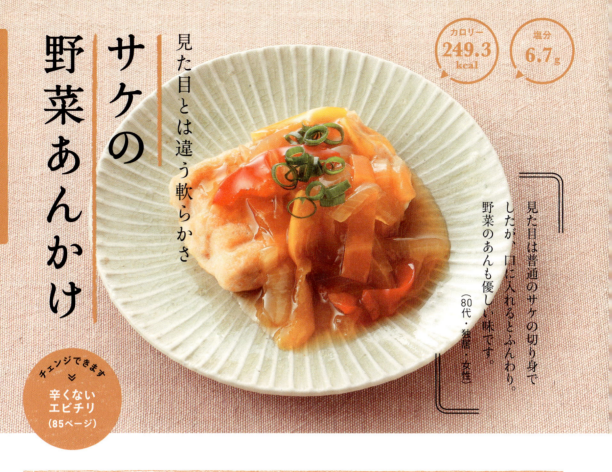

見た目は普通のサケの切り身でしたが、口に入れるとふんわり。野菜のあんも優しい味です。（80代・独居・女性）

チェンジできます
辛くないエビチリ
（85ページ）

材料（2人分）

サケ（切り身・皮なし）		1切れ（120g）
酒		小さじ2（10g）
塩		小さじ⅓（2g）
A	長いも（すりおろす）	40g
	卵白	⅔個分（24g）
	片栗粉	小さじ2⅓（7g）
	おろししょうが	少々（2g）
B	玉ねぎ	⅖個（60g）
	にんじん	10g
	パプリカ（赤・黄）	各12g
C	だし汁	200cc
	酒	小さじ4弱（18g）
	みりん・しょうゆ	各小さじ2⅓（14g）
	塩	少々
片栗粉		小さじ1強（3.6g）
万能ねぎ		2本（6g）

作り方

1 サケに酒と塩を振る。

2 1とAをフードプロセッサーに入れ、滑らかになるまで混ぜる。

3 2を成形し、十分に湯気の上がった蒸し器に入れて固まるまで蒸す。

4 Bの野菜はすべて繊維を断つよう千切りにし、下茹でして軟らかくしておく。

5 4の野菜とCを鍋に入れて煮る。水（分量外）で溶いた片栗粉を入れてとろみをつける。

6 フライパンで3を焼いて、表面に焼き目をつける。器に盛り、5の野菜あんをかける。小口切りにした万能ねぎを乗せる。

カツ煮・卵がゆ定食

1 卵がゆ
2 具だくさん汁
3 カツ煮
4 白菜の和え物
5 いも茶巾

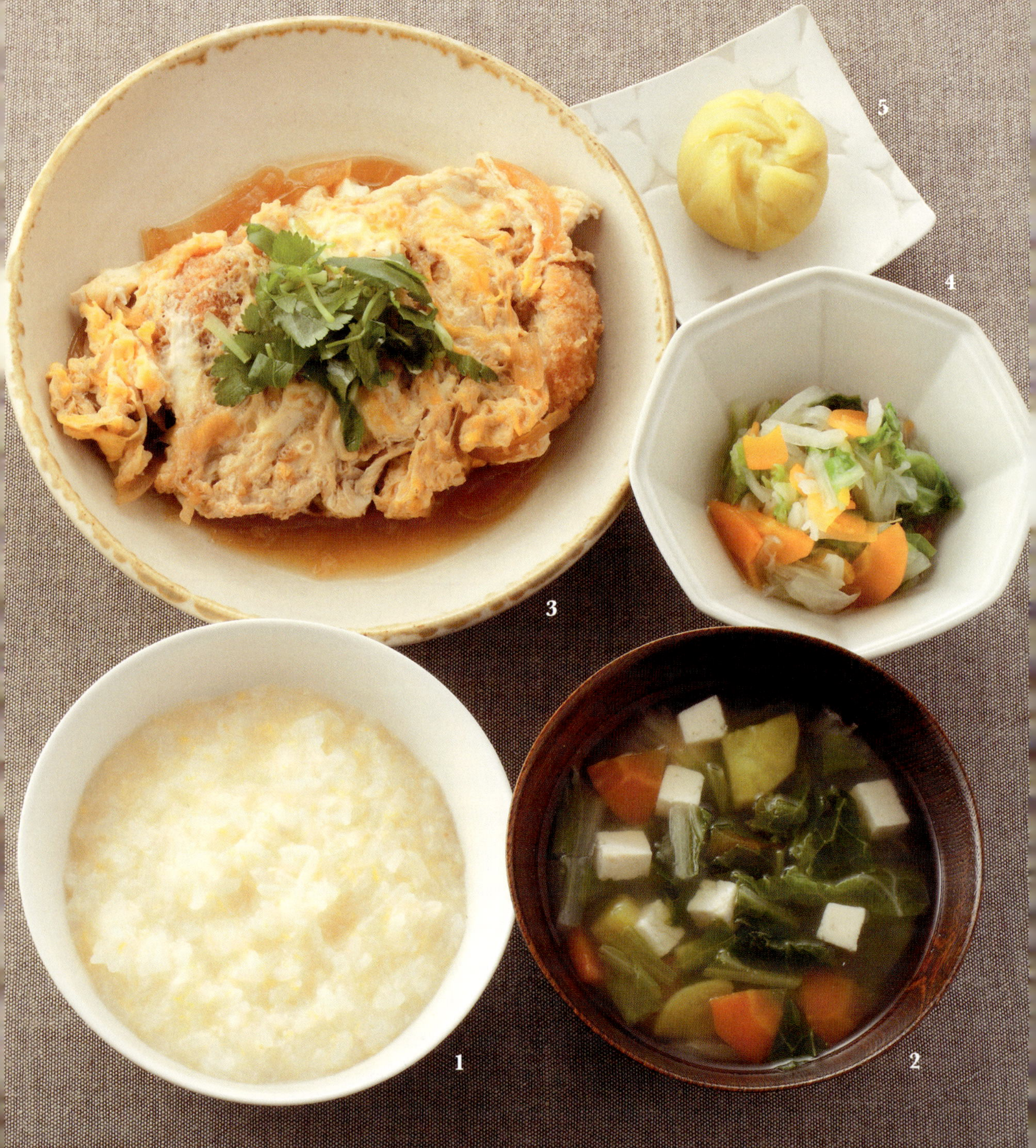

タンパク源を簡単に取れる

卵がゆ

カロリー 253.5 kcal　塩分 0.2g

材料（2人分）

米……100g
水……1L
卵……2個
塩……少々

作り方

1 米は研いでおく。

2 1と水を鍋に入れ、火にかける。

3 米が軟らかく煮えたら、塩を振り、溶いた卵を全体に回し入れる。

・そよ風の栄養士から・

魚や肉などのタンパク源が取れないときは、卵を使うのがおすすめです。

見た目は普通のカツと同じ

カツ煮

» 作り方は11ページ参照

チェンジできます
≫
エビとひき肉のふわっと焼き
（91ページ）
れんこんハンバーグ
（92ページ）

小さく切って食べやすく

具だくさん汁

カロリー 37 kcal　塩分 0.7g

材料（作りやすい分量：4人分）

木綿豆腐……40g
にんじん……20g
さつまいも……40g
じゃがいも……40g
白菜……40g
A｜しょうゆ……小さじ⅔（4g）
｜塩……小さじ⅓（2g）
｜酒……小さじ1弱（4g）
｜和風だし汁……520cc

作り方

1 木綿豆腐はさいの目切り、にんじん、さつまいも、じゃがいもは小さめのいちょう切り、白菜は小さめに繊維を断って切る。

2 野菜はそれぞれ電子レンジで加熱して軟らかくしておく（または下茹でする）。

3 野菜と木綿豆腐、Aを鍋に入れて煮る。

食べやすいものというと、野菜の種類が少なくなりますが、これはいろいろ入っています。
（80代・独居・男性）

牛乳でのばしてクリーミーに

いも茶巾

カロリー 78.7 kcal

塩分 0.0g

チェンジできます

≫

さつまいものモンブラン風

（93ページ）

材料（1人分）

さつまいも	2㎝（40g）
牛乳	大さじ⅔（10cc）
砂糖	小さじ1⅔（5g）

作り方

1 さつまいもは皮をむいていちょう切りにし、十分に湯気の上がった蒸し器に入れる。

2 串が通るくらいの軟らかさになったら、蒸し器から取り出し、ボウルに入れてつぶす。

3 2に牛乳、砂糖を入れて混ぜる。

4 3をラップで包んで茶巾にし、器に盛る。

さつまいもをつぶしただけのものよりも、しっとりとしていて食べやすいですね。おやつにしてもよさそうです。

（80代・夫婦二人暮らし・女性）

切り方を工夫して飲み込みやすく

白菜の和え物

カロリー 12 kcal

塩分 0.7g

材料（作りやすい分量：4人分）

白菜	4枚（140g）
にんじん	20g
ポン酢	大さじ1強（20g）

作り方

1 白菜は繊維を断つように千切りにする。にんじんも同様に千切りにする。

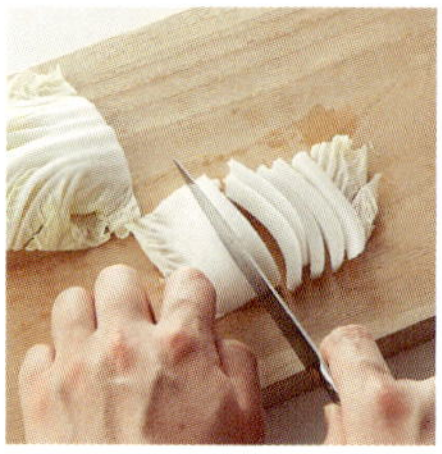

NG!

白菜は繊維に沿って縦に切ると歯ごたえはよくなりますが、噛んでも飲み込みにくくなってしまいます。

2 1を軟らかくなるまで茹でる。

3 2の水気を切り、ポン酢と和える。

・ そよ風の栄養士から ・

白菜は縦に走っている繊維を断つように切ります（77ページ参照）。嚥下障害の程度によって、白菜を「極きざみ」（76ページ）にしても、同じようにおいしくいただけます。

山いも入りでフワフワに

エビとひき肉のふわっと焼き

カロリー 110.3 kcal

塩分 1.3g

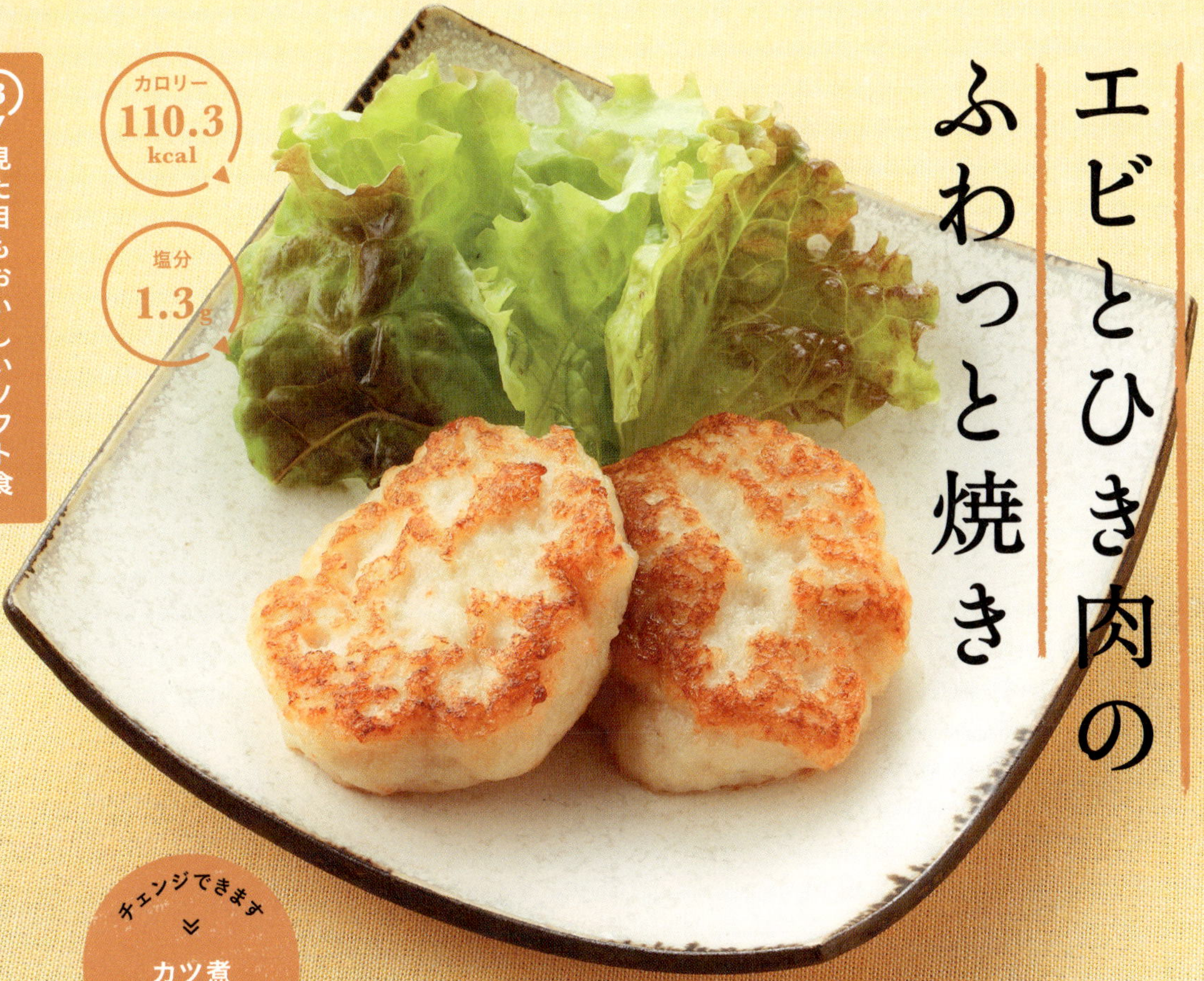

チェンジできます
カツ煮（10ページ）

材料（2人分）

エビ……80g
鶏ひき肉……40g
はんぺん……1枚（60g）
山いも（すりおろす）……40g
塩……少々（1.2g）
おろししょうが……少々（1.6g）
サニーレタス……小2枚（30g）

作り方

1 エビ、鶏ひき肉、はんぺんをフードプロセッサーに入れ、よく混ぜ合わせる。

2 1に山いも、塩、おろししょうがを入れてフワフワになるまでよく混ぜる。

3 2を成形して、フライパンで両面を焼く。器に盛り、サニーレタスを添える。

・そよ風の栄養士から・

はんぺんでねばりを、山いもでフワフワ感を出すことができます。

れんこんハンバーグ

見た目は変わらず、食べやすい

見た目が普通なので、「自分だけ違う」という劣等感がなくてよかったです。（80代・家族同居・男性）

カロリー 186.9 kcal

塩分 1.3g

チェンジできます » カツ煮（10ページ）

材料（作りやすい分量：4人分）

合いびき肉 …… 160g
玉ねぎ …… ¼個（40g）
れんこん …… ¼個（140g）
A
- 卵 …… 1/2個
- パン粉 …… 大さじ3強（10g）
- 酒 …… 小さじ1⅓弱（7.2g）
- みそ …… 小さじ⅔（4g）
- しょうゆ …… 少々（2.4g）
- 塩 …… 少々（0.8g）
- こしょう …… 少々（0.08g）

［ソース］

ケチャップ …… 小さじ2強（12g）
中濃ソース …… 小さじ4（24g）

［付け合わせ］

じゃがいも …… 大2個（120g）
塩 …… 少々（1.2g）
こしょう …… 少々
にんじん …… 32g
砂糖 …… 大さじ2強（20g）
ブロッコリー …… 60g
塩 …… 少々

作り方

1. 玉ねぎはみじん切りにし、下茹でしてから、きつね色になるまで炒める。
2. れんこんは小さめに切ってフードプロセッサーに入れ、細かくなるまで撹拌する（またはすりおろす）。
3. 1と2、合いびき肉、Aを混ぜる。成形し、フライパンで両面に焼き目がつくまで焼く。
4. じゃがいもは小さめのくし形に、にんじんは乱切りにする。ブロッコリーは小房に分ける。
5. じゃがいもは軟らかめに茹でて、塩、こしょうを振り、粉ふきいもにする。にんじんは砂糖を入れた湯で軟らかく煮る。ブロッコリーは塩を入れた湯で軟らかく茹でる。
6. ソースの材料を鍋に入れ、軽く煮詰める。3と5を器に盛り、ソースをかける。

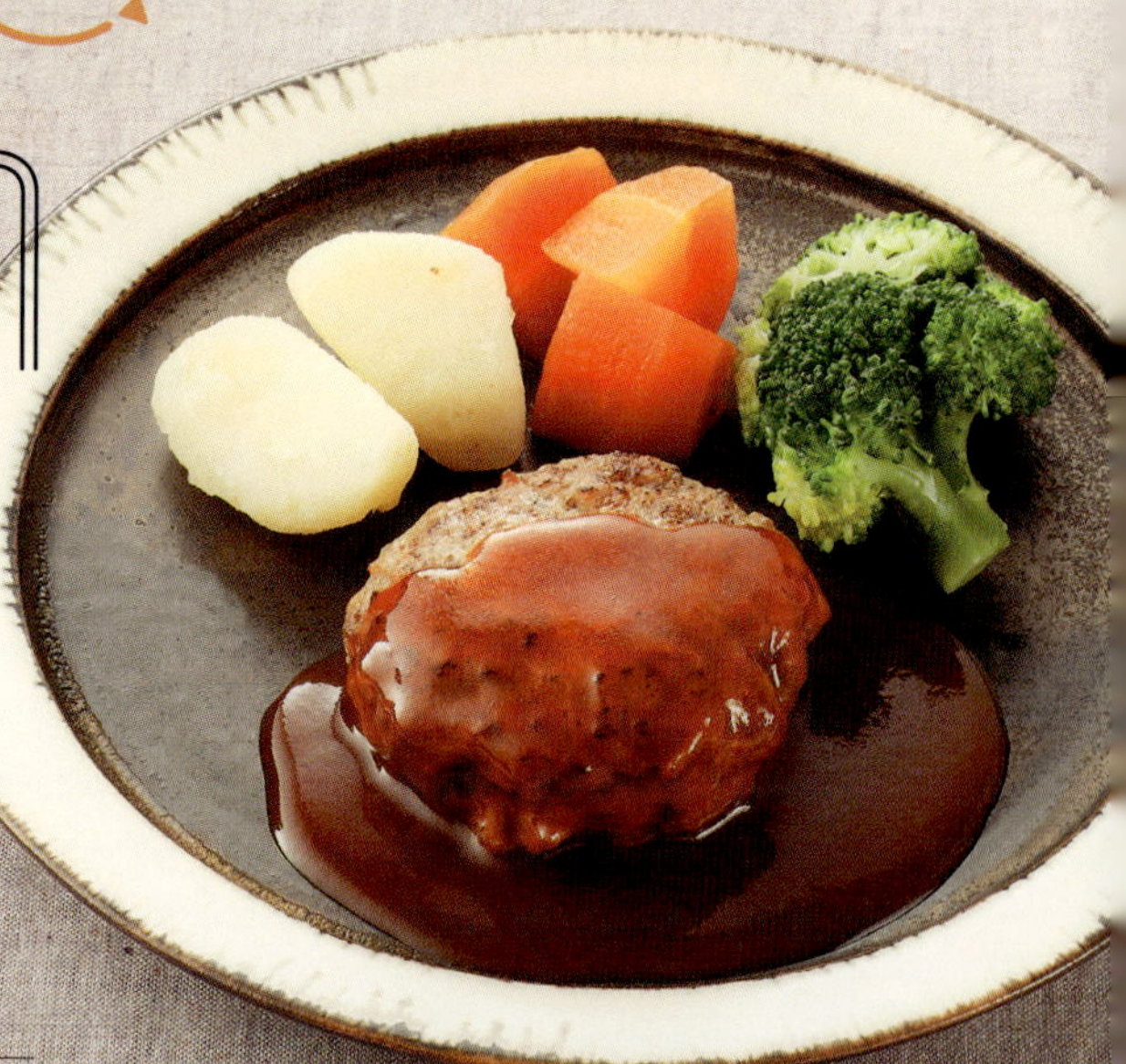

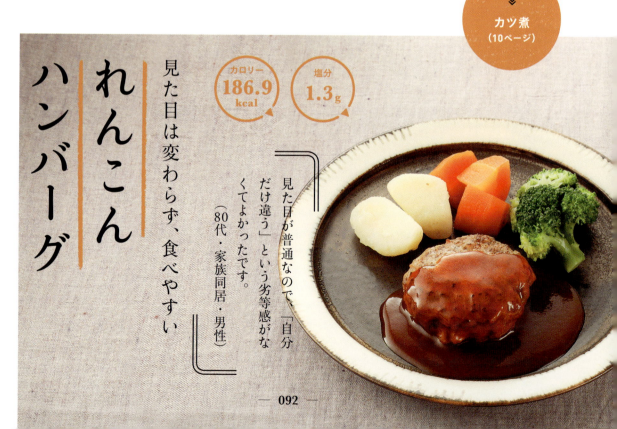

カロリー 453.2kcal

塩分 6.2g

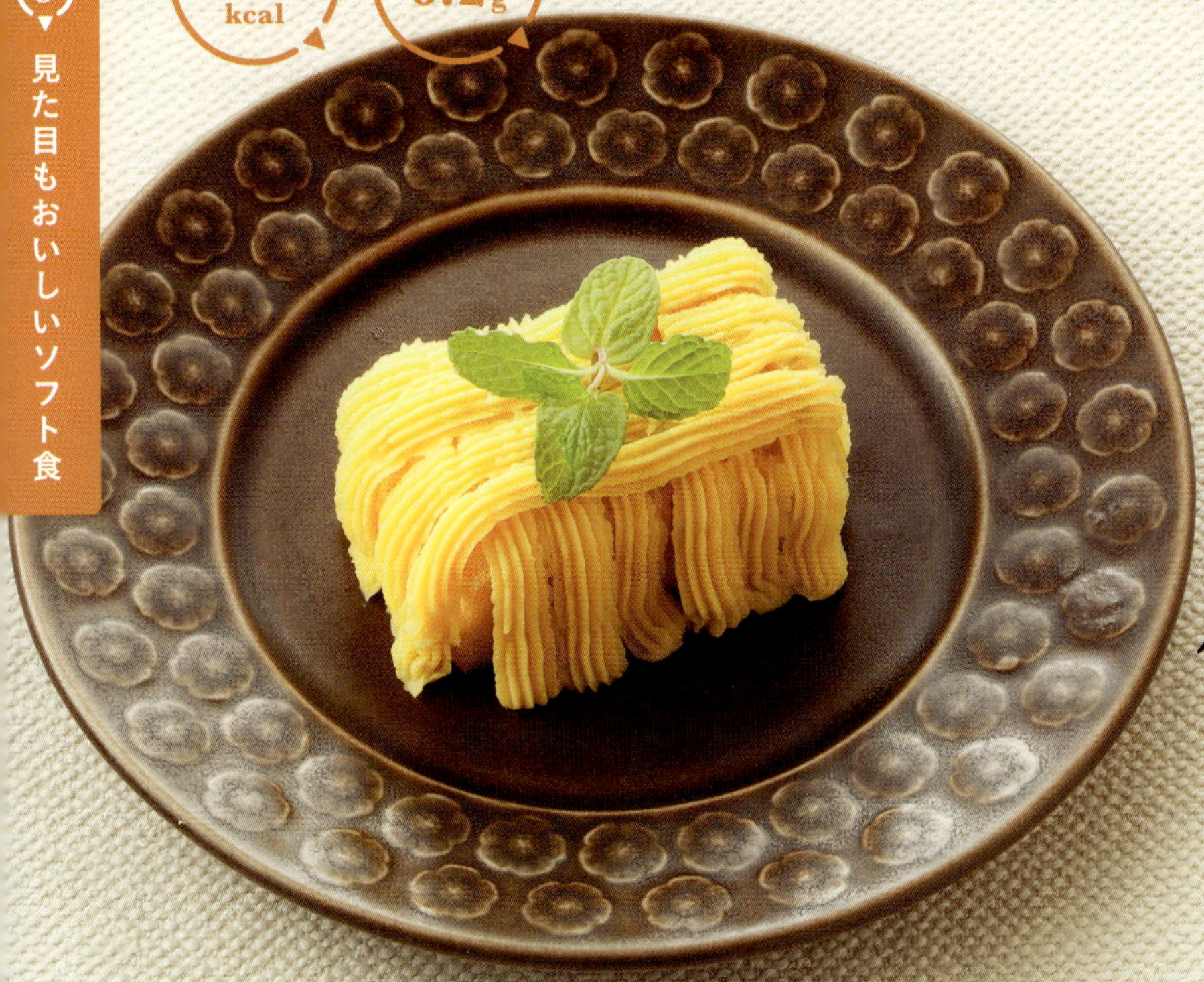

滑らかいもクリームでおしゃれに

さつまいものモンブラン風

チェンジできます ≫ いも茶巾（90ページ）

材料（1人分）

さつまいも	30g
かぼちゃ	30g
砂糖	大さじ1強（10g）
生クリーム	小さじ4（20g）
バター	大さじ1（12g）
カステラ	½切れ（45g）
［シロップ］	
水	大さじ1（15g）
砂糖	大さじ1弱（8g）

作り方

1 さつまいもとかぼちゃは皮をむいて、小さめに切って軟らかくなるまで蒸す。

2 1が温かいうちに砂糖、生クリーム、バターを入れ、ミキサーで滑らかになるまで混ぜ合わせる。

3 カステラは水に砂糖を溶いて作ったシロップをなじませて軟らかくする。

4 2を絞り袋に入れ、3の上に絞り出してデコレーションをする。

・そよ風の栄養士から・

秋のおやつに最適。さつまいもの代わりにかぼちゃでも同様に作れます。

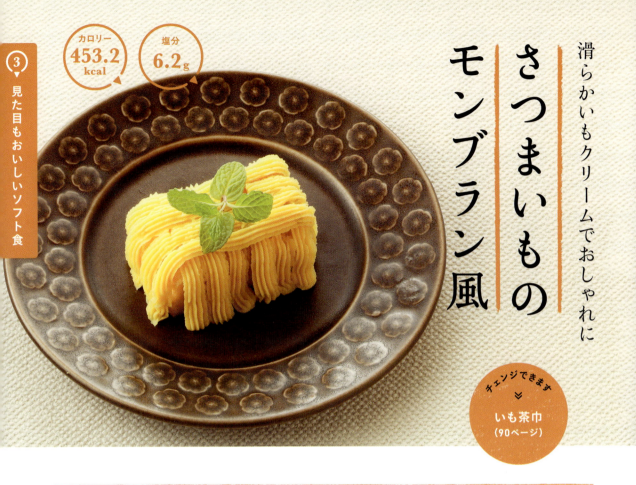

煮込みうどん定食

1 ほうとう風煮込みうどん
2 う巻き
3 さつまいものサラダ
4 豆腐白玉のずんだ和え

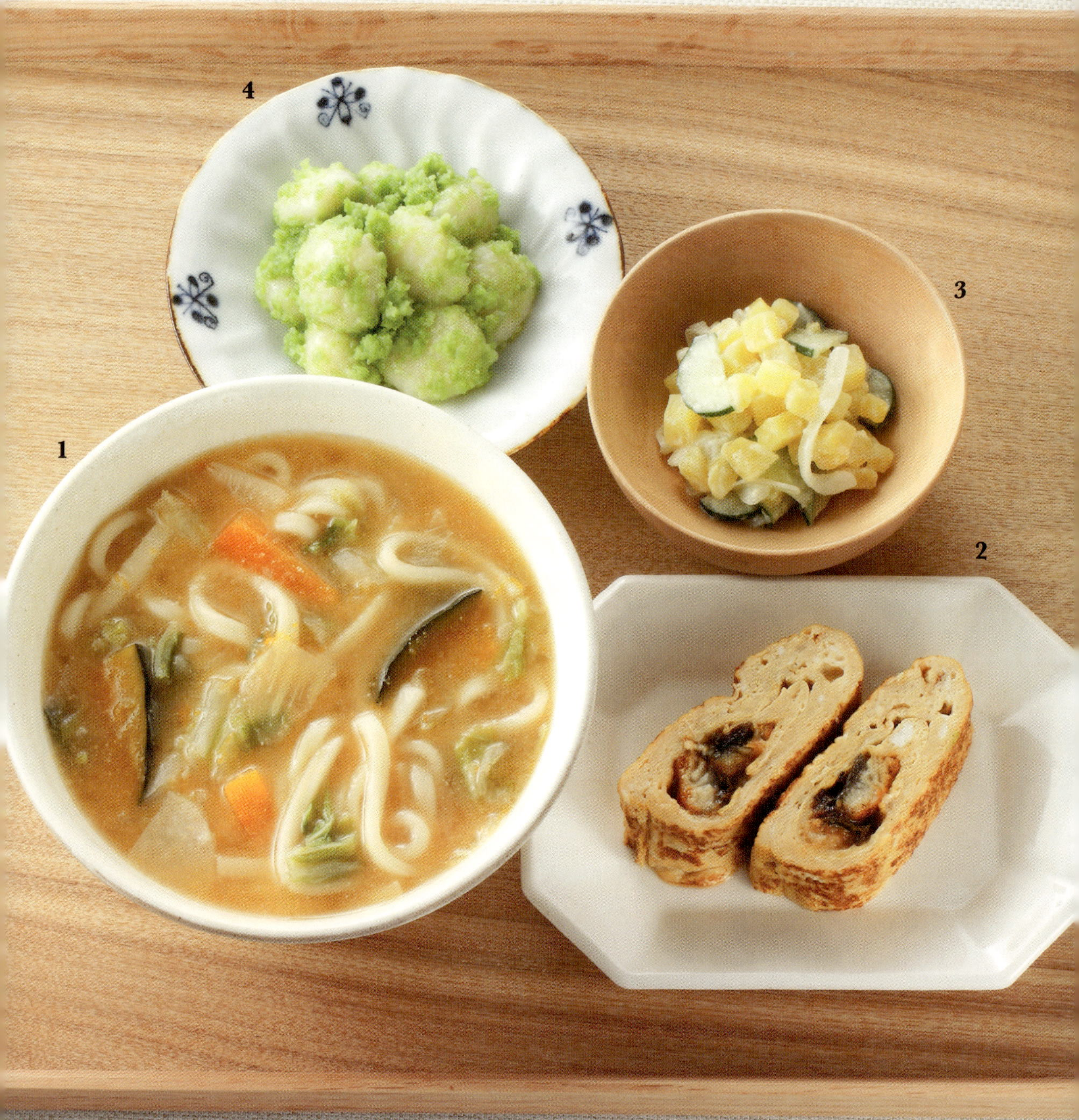

少し豪華な

う巻き

カロリー 256.8 kcal　塩分 0.9 g

材料（作りやすい分量：3人分）

ウナギ（穴子でも可）……90g
卵……2個（90g）
A 山いも……30g
　だし汁……大さじ1（15cc）
　みりん……小さじ½強（3.6g）
　しょうゆ……小さじ½強（3.6g）

作り方

1 ウナギは皮を取り除き、電子レンジなどで温めておく。

2 卵は割りほぐし、Aを入れてよく混ぜる。

3 フライパンを熱して2を入れ、ウナギを乗せて巻いていく。

・そよ風の栄養士から・

ウナギは皮を取り除くと食べやすくなります。卵焼きにせず、スクランブルエッグでもいいでしょう。

いろいろな食材がいっぺんに取れる

ほうとう風煮込みうどん

チェンジできます
≫
ソフト天ぷら
（8ページ）

カロリー 411.2 kcal　塩分 7.0 g

材料（作りやすい分量：4人分）

うどん（乾麺）……300g
かぼちゃ……120g
大根……60g
にんじん……20g
白菜……2枚（120g）
里いも……小4個（80g）
長ねぎ……約1本（60g）
A みそ……大さじ4½弱（80g）
　だし粉……小さじ4（6g）
　しょうゆ……大さじ1（18g）
　みりん……大さじ2（36g）
　酒……大さじ2強（36g）

作り方

1 かぼちゃは薄めのくし形切りにする。大根、にんじんは繊維を断つように薄切りにする。白菜も繊維を断つように切る。里いもは小さめに切る。長ねぎは繊維を断つように斜め切りにする。

2 1の具材はすべて下茹でをしておく。

3 Aを鍋に入れ、かぼちゃと長ねぎ以外の具材を入れて煮て、途中でうどんを加えて煮込む。

4 長ねぎ、かぼちゃを仕上げに入れる。

野菜は煮込んであって軟らかく、とろっとしていて食べやすかったです。
（70代・独居・女性）

作りたてがおいしい

豆腐白玉のずんだ和え

カロリー 258.9 kcal
塩分 0.5g

材料（作りやすい分量）

白玉粉……70g
豆腐……¼丁（70g）
水……100cc
むき枝豆（冷凍でもよい）……70g
砂糖……大さじ3⅓（30g）
塩……少々

作り方

1. 白玉粉と豆腐を混ぜてから、水を加えてさらに混ぜる。鍋に湯を沸かし、丸く成形して入れる。
2. ボウルに水を準備する。1が浮き上がってきたらすくってボウルに入れてさっと冷やし、ザルにあける。
3. むき枝豆は茹でる。フードプロセッサーに 枝豆と砂糖、塩を入れ粗くつぶした状態にする（すりこぎでつぶしてもよい）。
4. 2と3を混ぜ合わせ、器に盛りつける。

・そよ風の栄養士から・

白玉は豆腐を加えると軟らかく、食べやすくなります。シニア向けには小さめに作りましょう。

皮をむいて食べやすく

さつまいものサラダ

カロリー 53 kcal
塩分 0.2g

材料（2人分）

さつまいも……60g
きゅうり……12g
玉ねぎ……8g
A 塩……少々（0.4g）
 こしょう……少々
 マヨネーズ……小さじ1弱（3.2g）

作り方

1. さつまいもは皮をむき、さいの目切りにして蒸し器で蒸す。
2. きゅうりは半月切りにし、玉ねぎは繊維を断つように薄切りにする。それぞれ下茹でする。
3. 1と2、Aを混ぜる。

・そよ風の栄養士から・

さつまいもは食物繊維が摂れるのでおすすめ。飲み込みやすいように皮をむいて小さく切って蒸します。

Part 4

年をとるにつれて食べる量が減りました
少しの量で栄養が摂れるようにしたい

食が細い人向け 高カロリーメニュー

家族が減った、調理が大変、
食べる気がおきない…など
さまざまな理由で
食べる量が減るシニア世代。
そこで懸念されるのが、
シニア特有の深刻な栄養失調。
食が細い人でも、少ない食事量で
必要な栄養素やカロリーを
摂取できるメニューを
提案します。

少しの量でお腹も満足、高カロリー

じゃがいも入り オムレツ

カロリー 201 kcal

塩分 1.1g

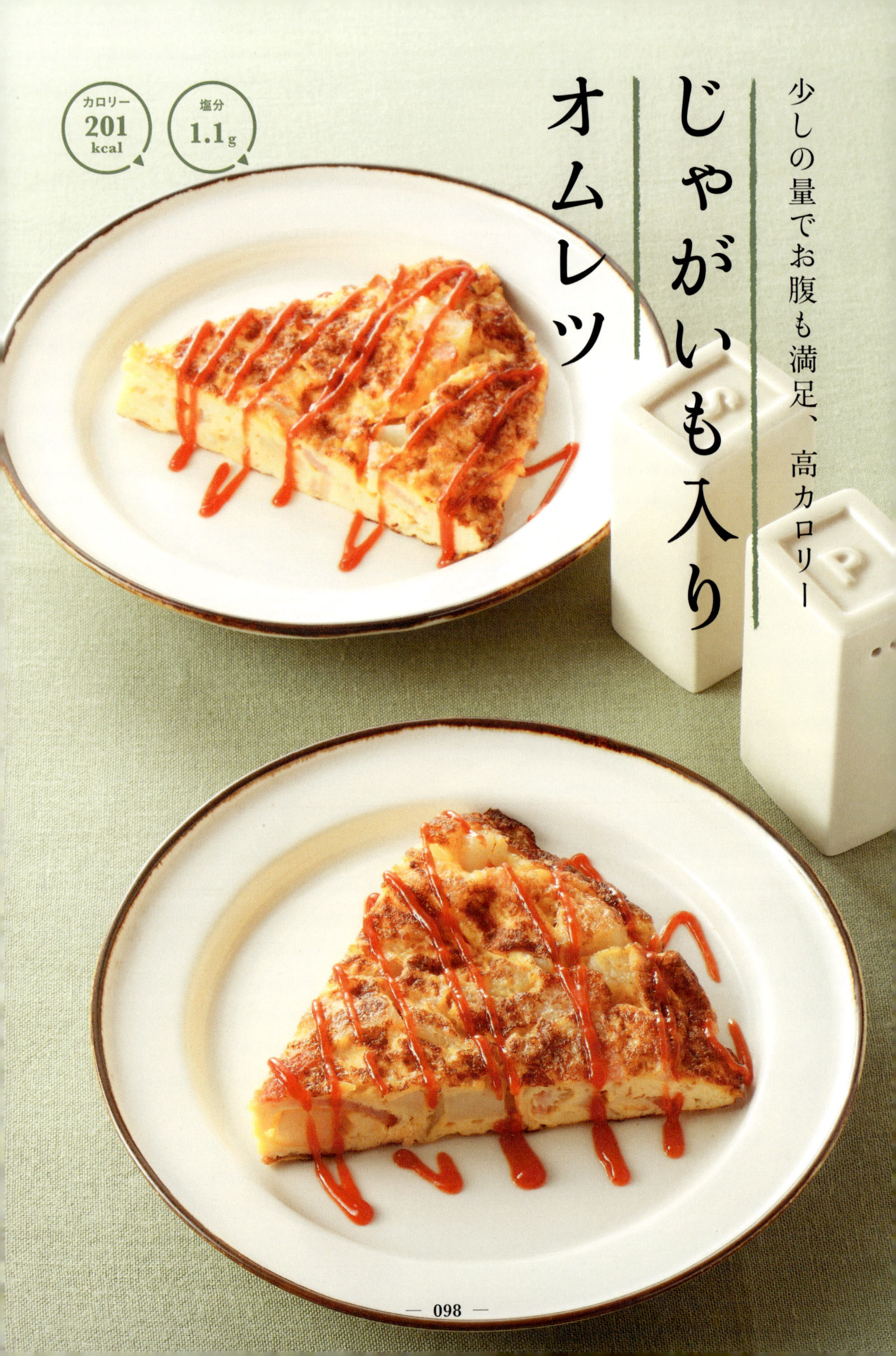

材料（2人分）

卵		3個（140g）
じゃがいも		$\frac{2}{3}$個（50g）
玉ねぎ		$\frac{1}{5}$個（40g）
ベーコン		1枚（20g）
A	牛乳	小さじ4（20g）
	塩	少々（0.6g）
	こしょう	少々（0.02g）
ケチャップ		小さじ4（20g）
サラダ油		小さじ$\frac{1}{2}$（2g）

作り方

1. じゃがいもは角切りにし、玉ねぎとベーコンはみじん切りにする。
2. 卵を割りほぐし、1とAを混ぜる。小さめのフライパンにサラダ油を熱し、卵液を流し入れて蓋をして、表裏を色よく焼く。
3. 器に盛り、ケチャップをかける。

・そよ風の栄養士から・

じゃがいもやベーコンを入れることで、少しの量でもカロリーアップすることができます。ベーコンは旨みもプラスできるので便利です。

若い頃はよく食べたのですが、年をとって**病気をしてから食事の量が極端に減ってしまいました**。病院へ行くたびに、なるべくきちんと食べて栄養を摂って……と言われるのですが、なかなか食べられないのです。それでも卵料理は好きなので、こうして**卵の中にいろいろ入っていると一緒に食べることができていい**ですね。家でも卵焼きは食べますが、中に具が入ることはあまりありませんでした。これならたくさん食べられそうです。

（80代・家族同居・女性）

いつもと違う、変わり酢の物

卯の花のごま酢和え

カロリー 119 kcal

塩分 0.2g

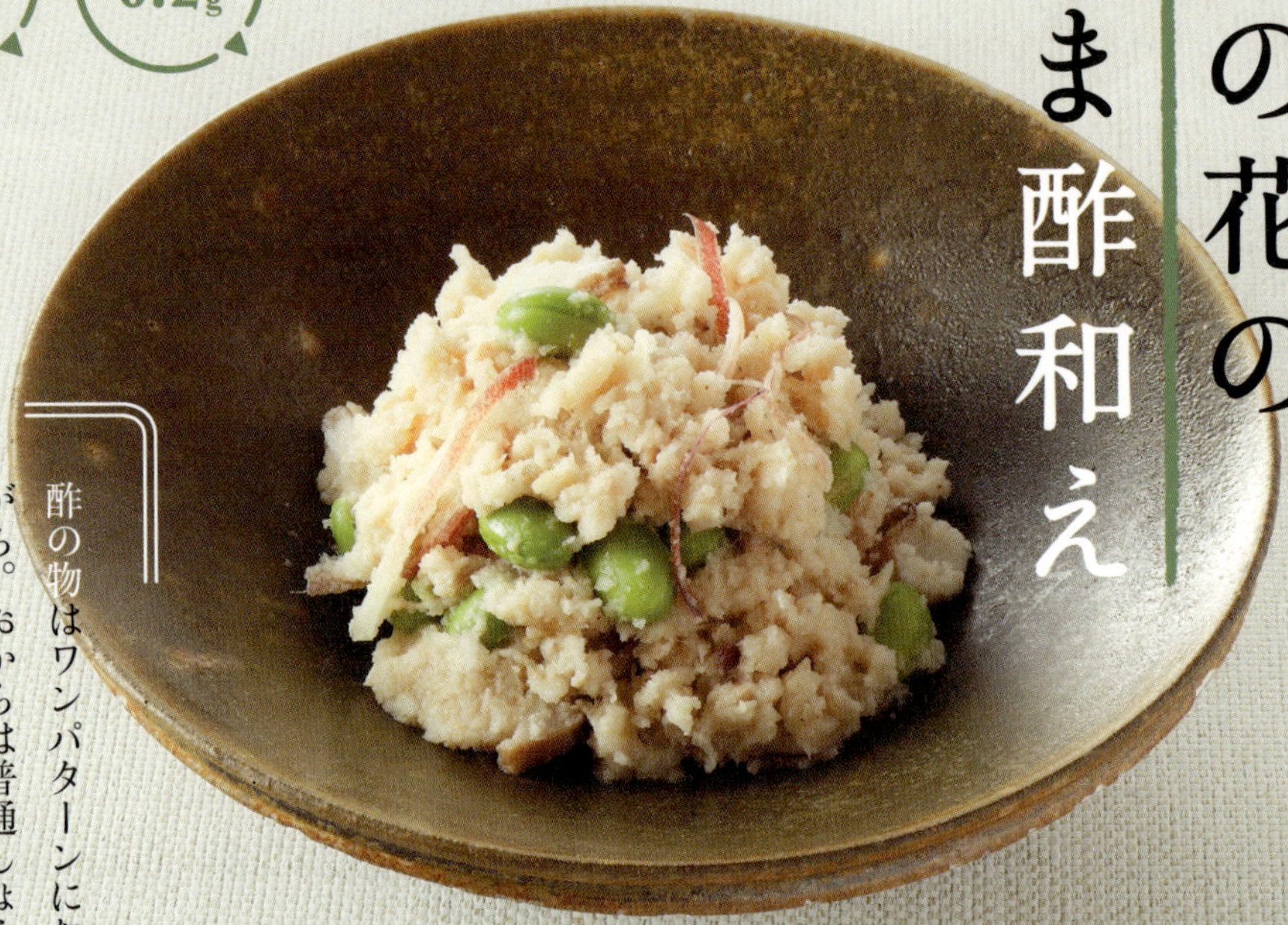

酢の物はワンパターンになりがち。おからは普通しょうゆ味ですが、酢の物もおいしい。

（80代・独居・女性）

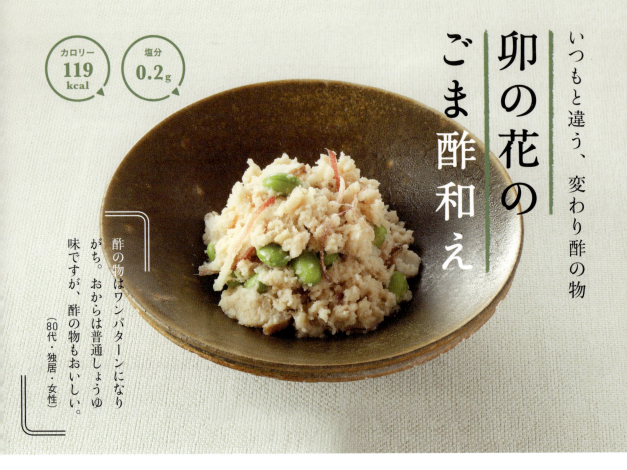

材料（作りやすい分量：4人分）

おから	80g
ツナ（缶詰）	40g
干ししいたけ（スライス）	1枚（2g）
むき枝豆（冷凍）	40g
みょうが	2個（20g）
すりごま	小さじ1⅓（4g）
酢	小さじ2強（12g）
砂糖	小さじ4（12g）
ごま油	小さじ2（8g）
だし汁	400cc
サラダ油	小さじ2（8g）

作り方

1 干ししいたけは水で戻してから熱湯で茹でる。枝豆も茹でる。みょうがは千切りにする。

2 鍋にだし汁とおからを入れて水分がなくなるまで煮詰める。

3 フライパンにサラダ油を熱し、2を炒める。

4 ボウルに1、3、ツナ、みょうがを入れて混ぜ、すりごま、酢、砂糖、ごま油も加えて和える。

鮮やかな色が、食欲をアップさせる

なすのふわふわ卵のせ

カロリー 152 kcal

塩分 0.8g

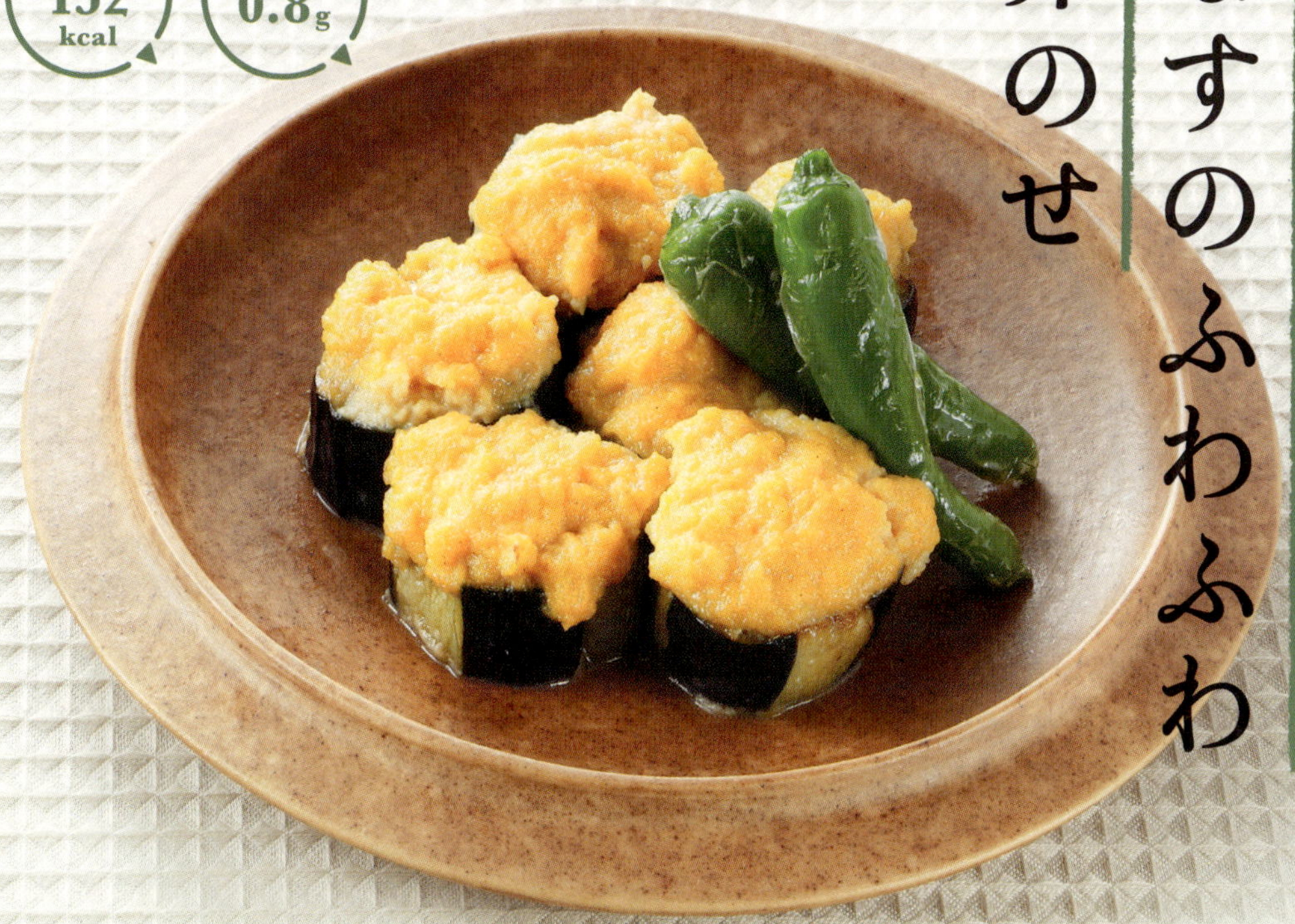

材料（作りやすい分量：3人分）

なす	約2本（180g）
ししとうがらし	6本（30g）
卵	2個（96g）
酒	大さじ2（30g）
みりん	小さじ1（6g）
みそ	小さじ2½（15g）
だし汁	大さじ3（45cc）
サラダ油	大さじ1½（18g）

作り方

1 なすは輪切り、ししとうがらしは穴を開けて、サラダ油で揚げ焼きにする。

2 小鍋に酒とみりん、だし汁を煮立たせ、みそを加える。

3 卵を溶き、2に加えてとじるように煮詰める。

4 なすに3を乗せ、オーブントースターで約5分、焦げ目がつくまで焼く。器に盛り、ししとうがらしを添える。

・そよ風の栄養士から・

揚げたなすに、みそ味の卵を乗せることで、少量でもエネルギーが摂れます。

たくさんの具入り卵焼き

千草焼き

カロリー
159
kcal

塩分
1.3g

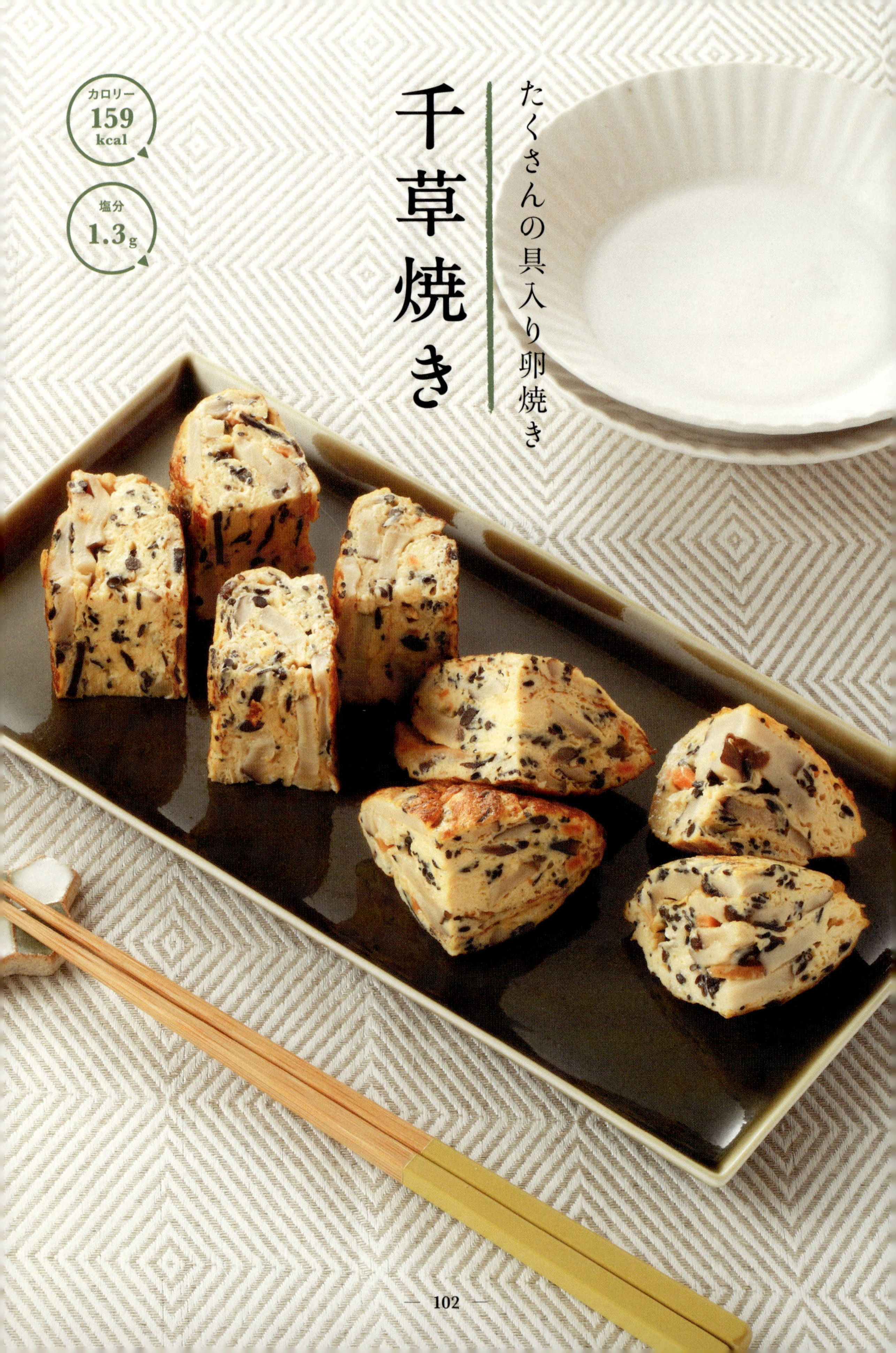

材料（1人分）

卵	2個（80g）
ひじき（乾燥）	小さじ½（2g）
干ししいたけ	2.5枚（5g）
にんじん	5g
長ねぎ	10g
A しょうゆ	小さじ⅓（2g）
A みりん	少々（1g）
A だし汁	小さじ1（5g）
B 砂糖	小さじ⅔（2g）
B 塩	少々（0.3g）
B しょうゆ	小さじ⅓（2g）
サラダ油	小さじ⅓弱（1g）

作り方

1. ひじきは水で戻す。干ししいたけは水で戻して千切りにする。にんじんと長ねぎは千切りにする。
2. 1とAを鍋に入れて煮る。
3. 卵を割りほぐし、2を汁ごと入れ、Bも加えて混ぜる。
4. 小さめのフライパンにサラダ油を熱し、3を流し込んで表裏がきつね色になるまで焼く。

・そよ風の栄養士から・

卵の中にいろいろな食材を入れることができて、一度に栄養が摂れるのでおすすめ。少ない量でも栄養バランスがよく、高い栄養価が得られます。

80歳を過ぎてから体重が落ちてきて、ふらつくようになってしまいました。どこか悪いのではないかと病院で診てもらったところ、**「栄養失調」**とのこと。食事は取っていたつもりなのですが、そういえば**食べられる量が極端に減っていた**のです。とはいっても、急に量を増やすことはできないので、**少なくてもカロリーが取れるもの**を……と指導されました。千草焼きはいろいろな具が入った卵焼きで、具が細かく切ってあるので食べやすいです。

（80代・独居・女性）

エビのトマト炒め

彩り鮮やかで、食べやすい

カロリー 62kcal　塩分 0.3g

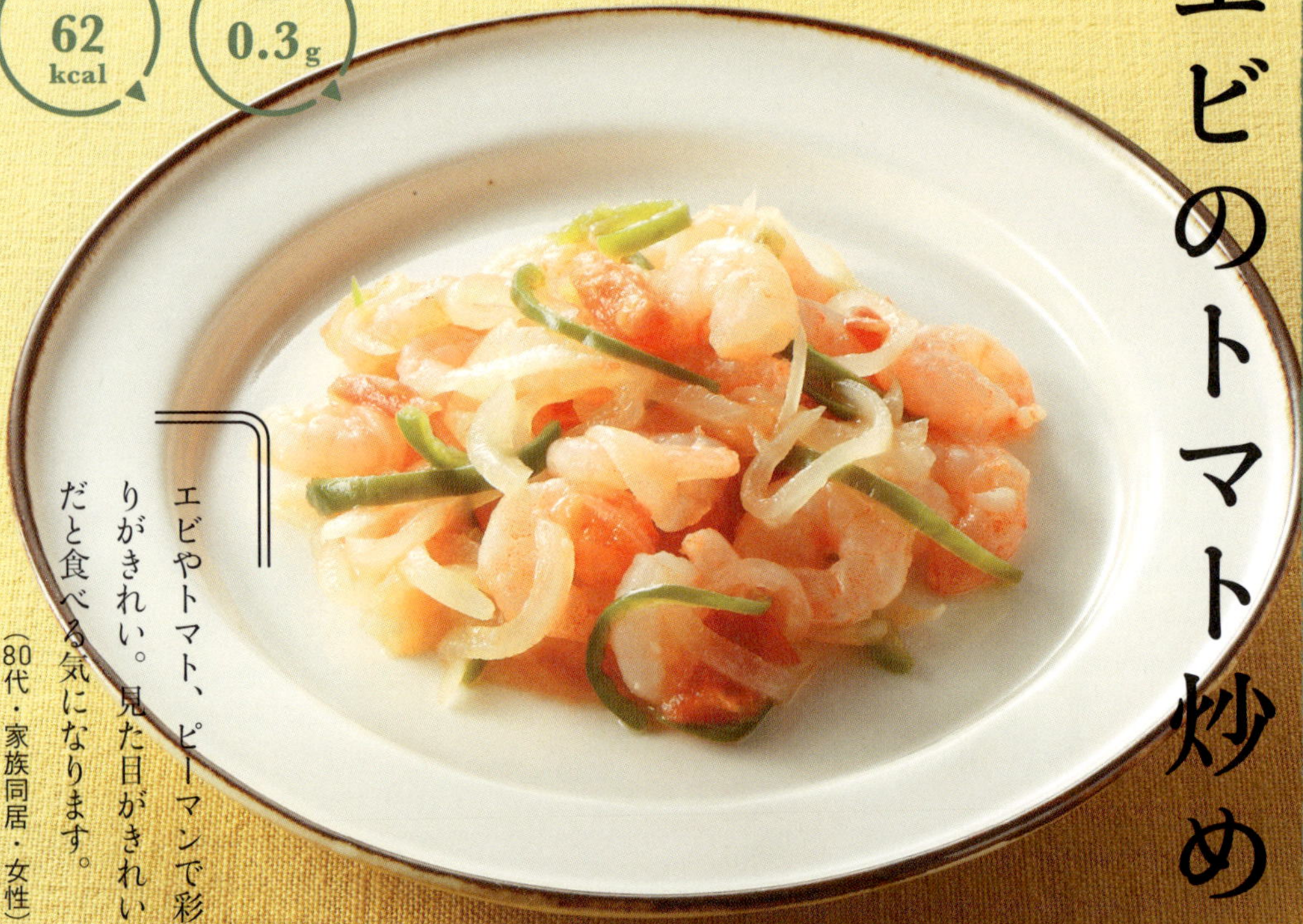

エビやトマト、ピーマンで彩りがきれい。見た目がきれいだと食べる気になります。
（80代・家族同居・女性）

材料（作りやすい分量：4人分）

むきエビ	160g
トマト	40g
玉ねぎ	32g
ピーマン	20g
にんにく（すりおろし）	小さじ2（4g）
酢	小さじ2弱（8g）
砂糖	大さじ1弱（8g）
コンソメ（顆粒）	少々（0.4g）
水	大さじ1⅓（20g）
こしょう	少々（0.2g）
片栗粉	小さじ1⅔弱（4.8g）
オリーブ油	小さじ1（4g）

作り方

1 むきエビは熱湯で茹でる。トマトは角切り、玉ねぎ、ピーマンは千切りにする。

2 フライパンにオリーブ油を熱し、にんにく、トマト、玉ねぎ、ピーマンを入れて炒める。酢、砂糖、コンソメ、水、こしょうを加えて味付けする。

3 2にエビを加えて煮込み、片栗粉を分量外の水で溶いて加え、とろみをつける。

カロリー 74 kcal

塩分 0.3g

とろーりドレッシングで高カロリーに

キャベツのミモザサラダ

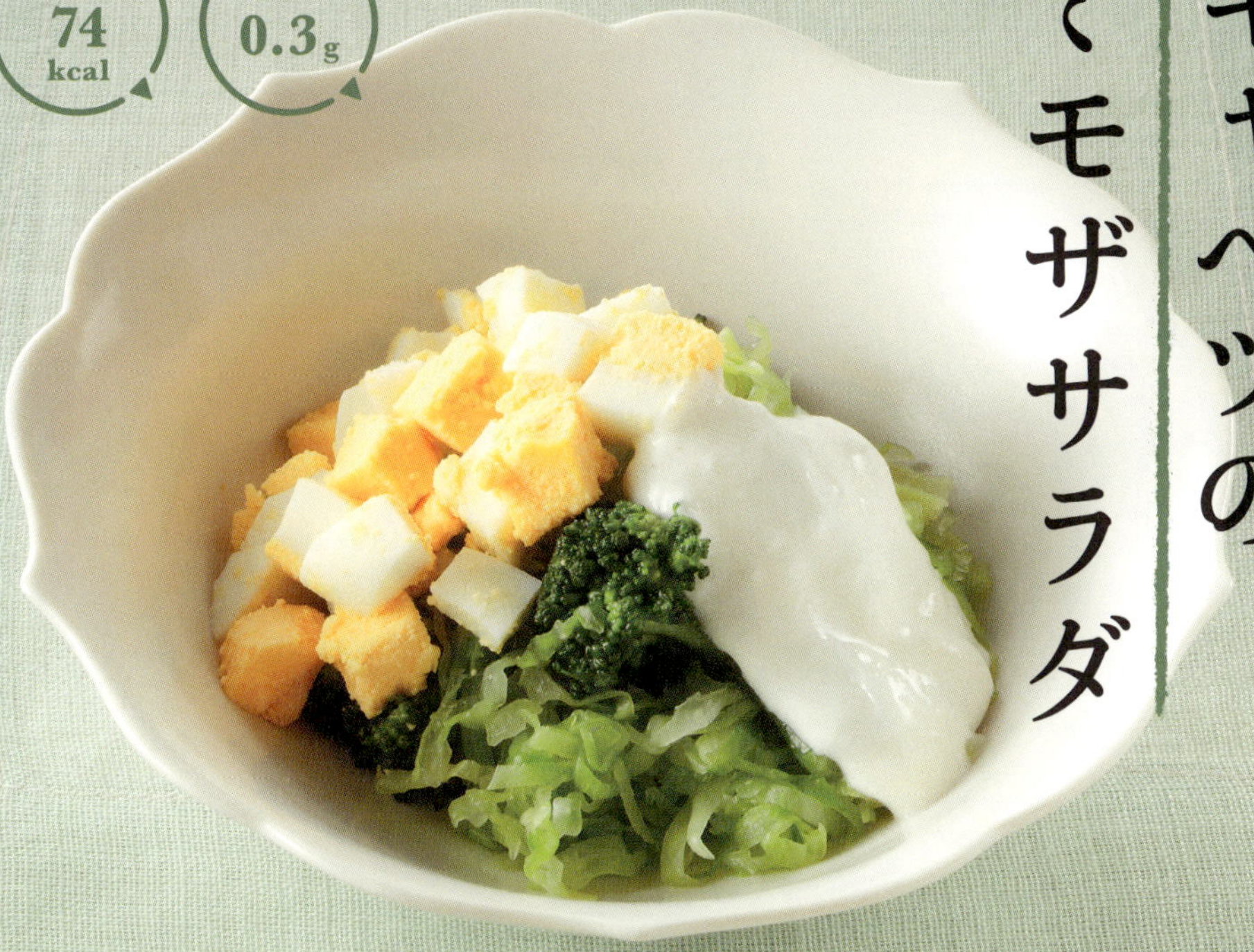

材料（作りやすい分量：3人分）

キャベツ	大1枚（105g）
ブロッコリー	45g
茹で卵	2個（60g）
ヨーグルト	大さじ2（30g）
塩	少々（0.6g）
こしょう	少々（0.06g）
砂糖	小さじ1（3g）
生クリーム	大さじ1（15g）

作り方

1 キャベツは千切り、茹で卵は粗みじん切り、ブロッコリーは小房に分けて熱湯で茹でる。

2 ヨーグルト、塩、こしょう、砂糖、生クリームを混ぜ合わせてドレッシングを作る。器に1を盛り付けてドレッシングをかける。

・そよ風の栄養士から・

茹で卵やヨーグルトに生クリームも加えてカロリーをアップしています。

定番野菜は目先を変えて

かぼちゃのバジルパン粉焼き

カロリー 142kcal

塩分 0.3g

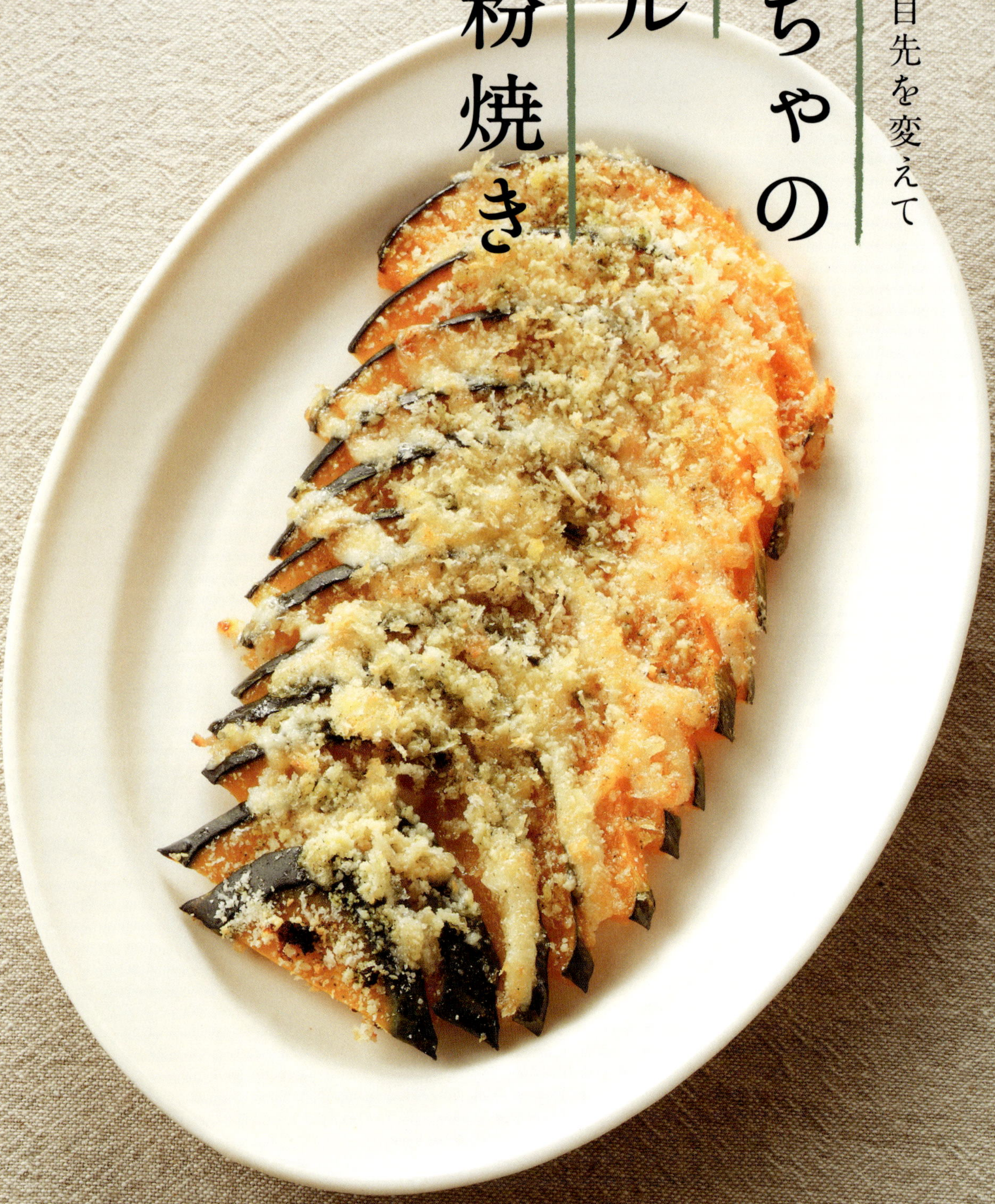

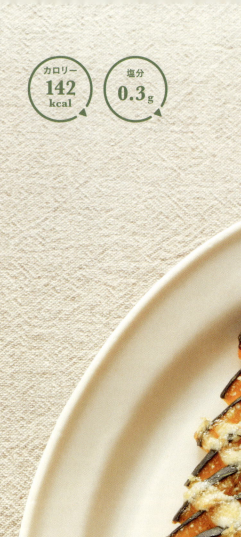

材料（2人分）

かぼちゃ……120g
マヨネーズ……小さじ5（20g）
パン粉……大さじ$1\frac{1}{3}$（4g）
粉チーズ……小さじ2（4g）
乾燥バジル……少々（0.1g）

作り方

1 かぼちゃは電子レンジで軟らかくしてから、くし形の薄切りにする。

2 1を天板に少しずつ重ねて並べ、マヨネーズ、パン粉、粉チーズ、乾燥バジルの順に乗せる。

3 オーブントースターで約5分、焦げ目がつくまで焼く。

・そよ風の栄養士から・

マヨネーズとチーズで、少しの量でもカロリーアップ。かぼちゃを先に電子レンジで軟らかくしておくと、焼き時間が短くなってチーズも焦げません。

かぼちゃは好きなのですが、煮物や天ぷら、サラダくらいしか使い道が思いつきません。**年々食べる量が減ってきた**私たち夫婦には、かぼちゃは四分の一個でも一度では食べ切れないくらい。**切って、乗せて焼くだけ**なら、最近少し料理をするようになった主人でもできそうです。簡単なのに見た目はおしゃれだから、お客様に出してもいいかもしれません。普段は和食が多いのですが、たまには洋風のお料理もいいですね。

（70代・夫婦二人暮らし・女性）

すぐできて、栄養たっぷり

豆乳コーンスープ

カロリー 101 kcal

塩分 0.8g

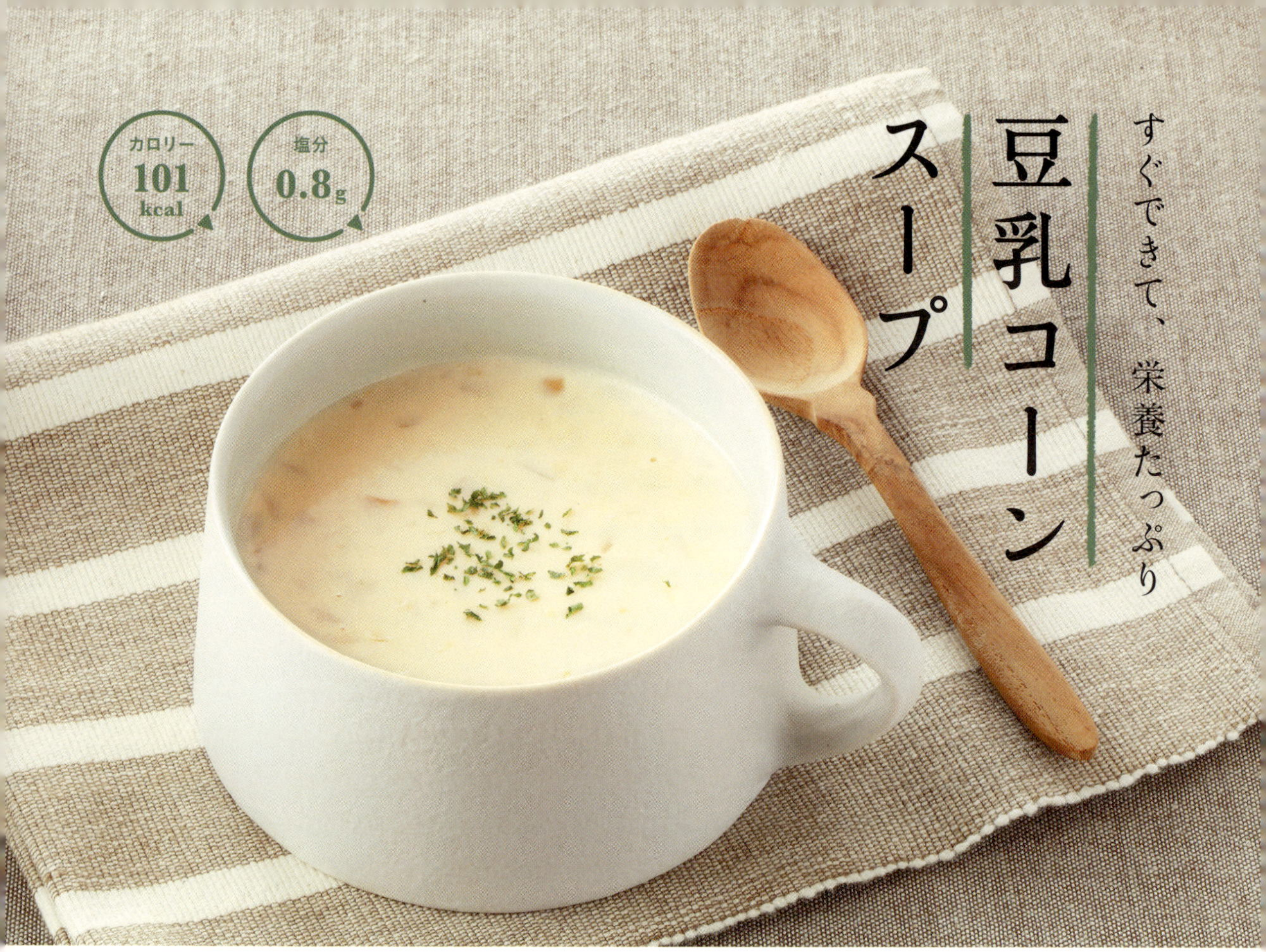

材料（作りやすい分量：4人分）

- クリームコーン（缶詰）……80g
- 調整豆乳……400cc
- 玉ねぎ……小½個（80g）
- コーン（粒）……40g
- コンソメ（顆粒）……小さじ⅔（2g）
- 塩……少々（1.2g）
- こしょう……少々（0.12g）
- 乾燥パセリ……少々（1.2g）

作り方

1. 玉ねぎは横半分に切って薄切りにする。
2. クリームコーン、調整豆乳、コンソメを鍋に入れて温め、玉ねぎ、コーンを加えて煮る。
3. 塩、こしょうで味をととのえ、仕上げに乾燥パセリを振る。

・栄養士からのポイント・

クリームコーンは冷凍可能。製氷皿でキューブ状にすると便利です。

Part 5

予防食

認知症など、高齢ならではの
病気を食事で防ぎたいのですが

» 認知症予防

血液をサラサラに導く不飽和脂肪酸のDHA、EPA、抗酸化力を高めるビタミンを摂る

» うつ予防

ストレスを抑えるセロトニンの材料となるのがタンパク質の多い食品に含まれる必須アミノ酸トリプトファン。ビタミンB_6や葉酸も摂る

» 夏バテ予防

身体を作るタンパク質、疲労を回復するビタミンB_1、身体の抵抗力を高めるビタミンA、ビタミンCを摂る

認知症予防

煮豆を洋風にアレンジ

鶏肉とお豆のトマト煮

カロリー 119kcal

塩分 0.6g

一価不飽和脂肪酸 3mg

ビタミンB_1 0.04mg

ビタミンB_2 0.06mg

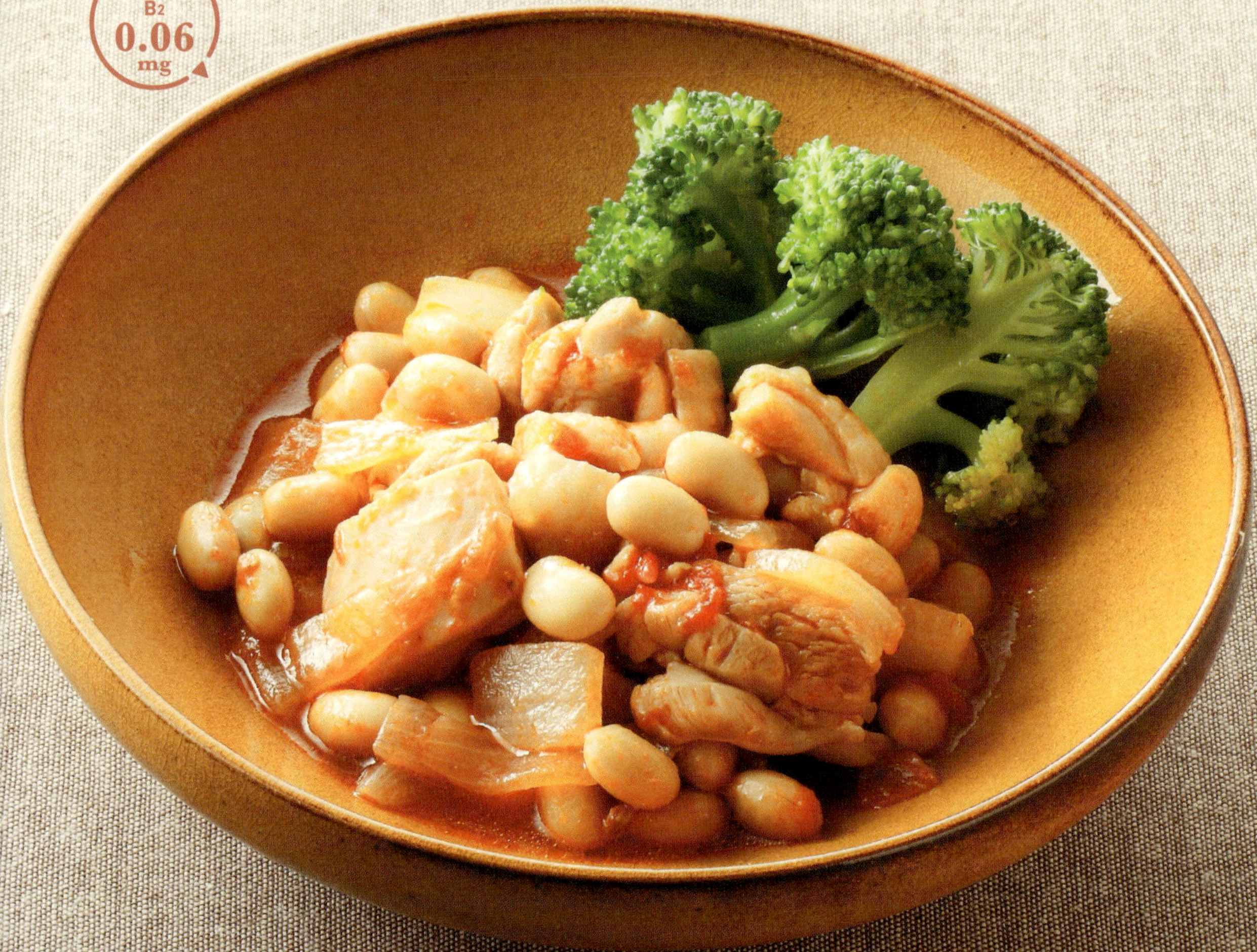

材料（4人分）

鶏もも肉……120g
大豆（水煮）……80g
玉ねぎ……60g
トマト水煮（缶詰）……40g
水……160cc
コンソメ（顆粒）……小さじ1⅓（4g）
塩……少々（0.4g）
ブロッコリー……4房（40g）
オリーブ油……小さじ2（8g）

作り方

1 鶏もも肉はひと口大に切り、玉ねぎは鶏もも肉の大きさに合わせて切る。ブロッコリーは小房に分けて茹でる。

2 フライパンにオリーブ油を熱し、玉ねぎを炒めて透き通ったら鶏もも肉を入れ、火が通ったら大豆を入れて炒める。

3 2にトマト水煮と水を入れて煮て、コンソメと塩で味をつける。

4 3を器に盛り、ブロッコリーを飾る。

・そよ風の栄養士から・

玉ねぎやブロッコリーは電子レンジ（600W）で加熱（シリコンスチーマーで4分程度）してから煮ると、炒めたり茹でたりする手間が少なくてすみます。

夫婦二人暮らしですが、幸いまだまだ元気。子どもたちは遠方に住んでいるので、できる限り自分たちだけで暮らせるように健康を心がけています。とはいっても身体はあちこちガタがきていますから、**せめて認知症だけは防ぎたい**と思っています。食事は和食がほとんどですが、たまには洋風のものも食べたくなります。煮豆くらいしか思いつかない大豆ですが、トマト煮はまた違っていいですね。**多めに作って次の日に食べてもおいしかった**です。

（80代・夫婦二人暮らし・女性）

缶詰を使って簡単にできる

蒲焼きサンマの卵とじ

- カロリー 146kcal
- 塩分 0.7g
- 一価不飽和脂肪酸 4mg
- ビタミンB_1 0.01mg
- ビタミンB_2 0.19mg

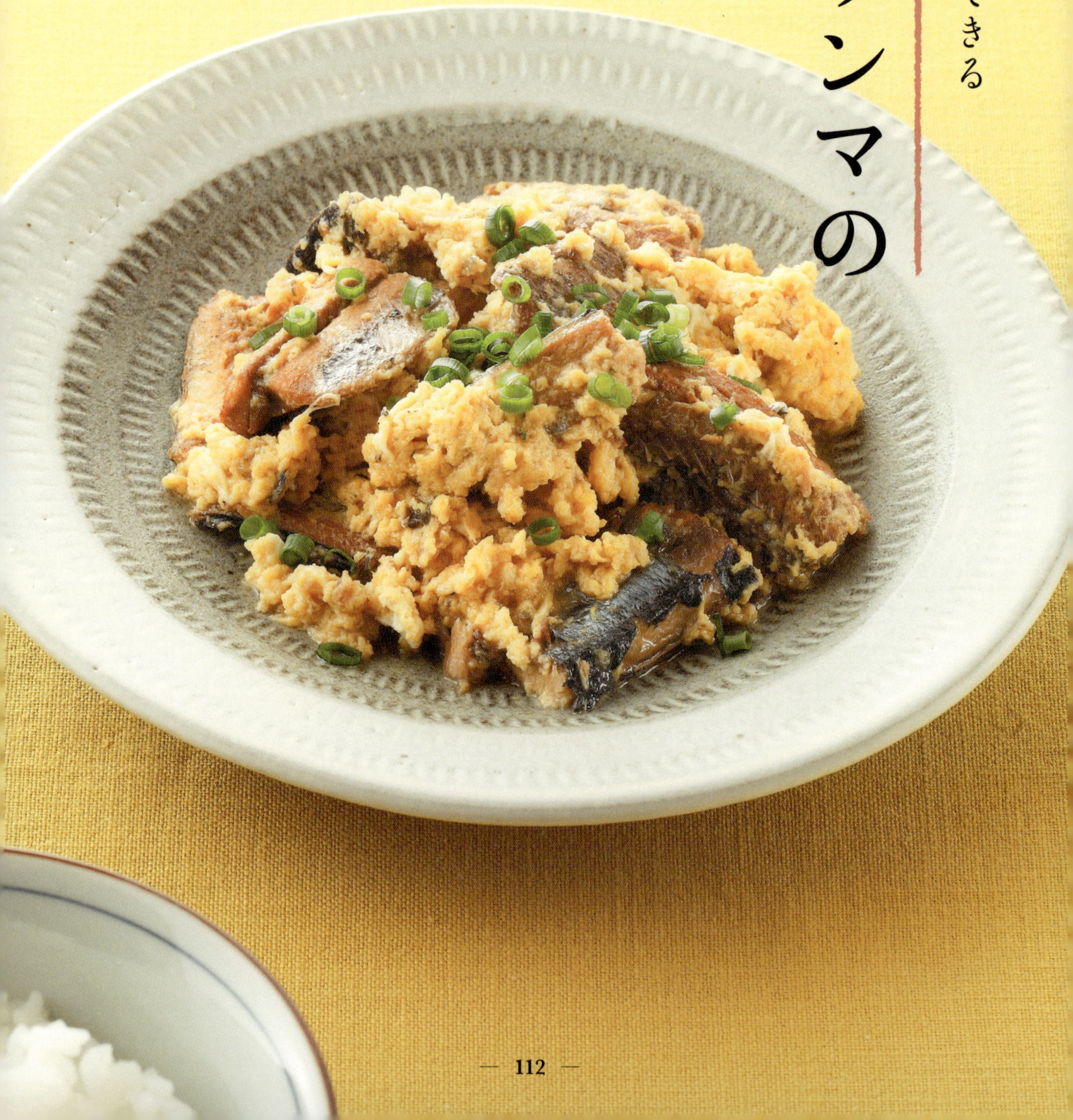

材料（2人分）

サンマ蒲焼き（缶詰）……80g
水……40cc
卵……1個（50g）
万能ねぎ……1本（6g）

作り方

1 サンマは食べやすい大きさに切る（缶詰のタレは残しておく）。万能ねぎは小口切りにする。

2 鍋にサンマを入れて缶詰のタレと水を加えて火にかける。

3 煮立ったら溶いた卵を回し入れ、卵が半熟まで固まったら火を止める。器に盛り、万能ねぎを散らす。

・そよ風の栄養士から・

サンマなどの青魚にはDHAやEPAが多く含まれます。手間のかからないものを……というシニアの方の声を受けて缶詰を利用したレシピにしました。

長らく夫婦二人の生活をしていましたが、妻が体調を崩したのを機に、娘家族との同居が始まりました。妻は身体が不自由になりましたが、幸い認知症などにはならず、夫婦二人の会話を楽しみながら暮らしています。二世帯住宅なので、普段は娘に頼らずに私が主な家事をしています。しかし、料理はなかなか難しいですね。でも**味のついている缶詰を使うなら、簡単**で私にもできます。おまけに**認知症予防ができる栄養素が多く入っている**のはうれしいですね。

（80代・家族同居・男性）

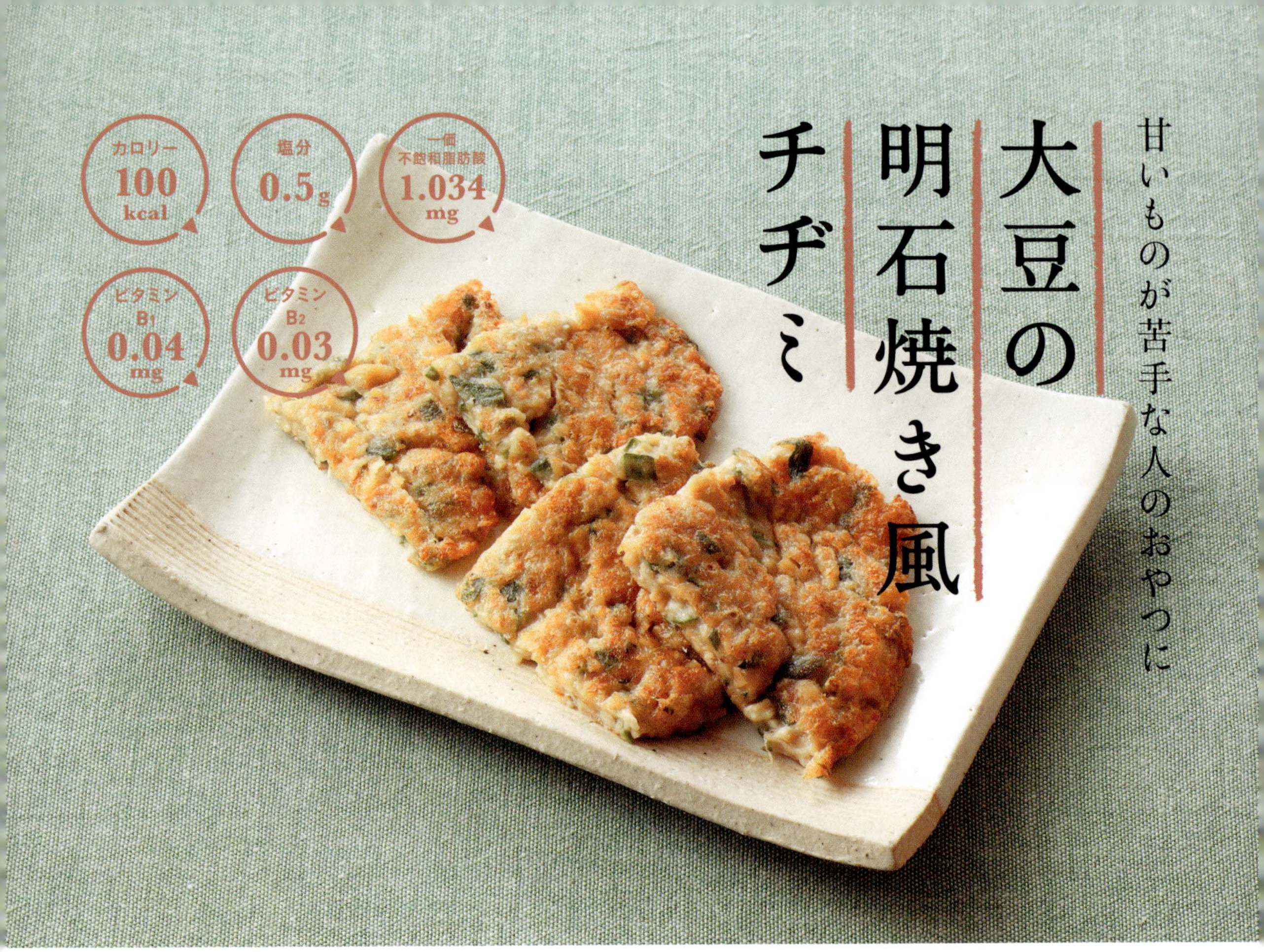

甘いものが苦手な人のおやつに

大豆の明石焼き風チヂミ

カロリー	塩分	一価不飽和脂肪酸	ビタミンB_1	ビタミンB_2
100kcal	0.5g	1.034mg	0.04mg	0.03mg

材料（2人分）

大豆（水煮）	60g
オクラ	4本
小麦粉	大さじ2弱（16g）
コーンスターチ	小さじ1強（2.4g）
カツオ節	約½パック（0.6g）
すりごま	小さじ1強（2.4g）
だし汁	大さじ3（45cc）
しょうゆ	小さじ⅔（4g）
サラダ油	小さじ½（2g）

作り方

1 大豆は粗く刻み、オクラは茹でて粗く刻む。フードプロセッサーを使うと簡単。

2 小麦粉、コーンスターチ、カツオ節、すりごまを混ぜ、だし汁としょうゆでのばす。

3 2に1を加えて混ぜ、サラダ油を敷いたフライパンで焼く。

・そよ風の栄養士から・

大豆に含まれるイソフラボンは認知症予防に効果があるとされています。

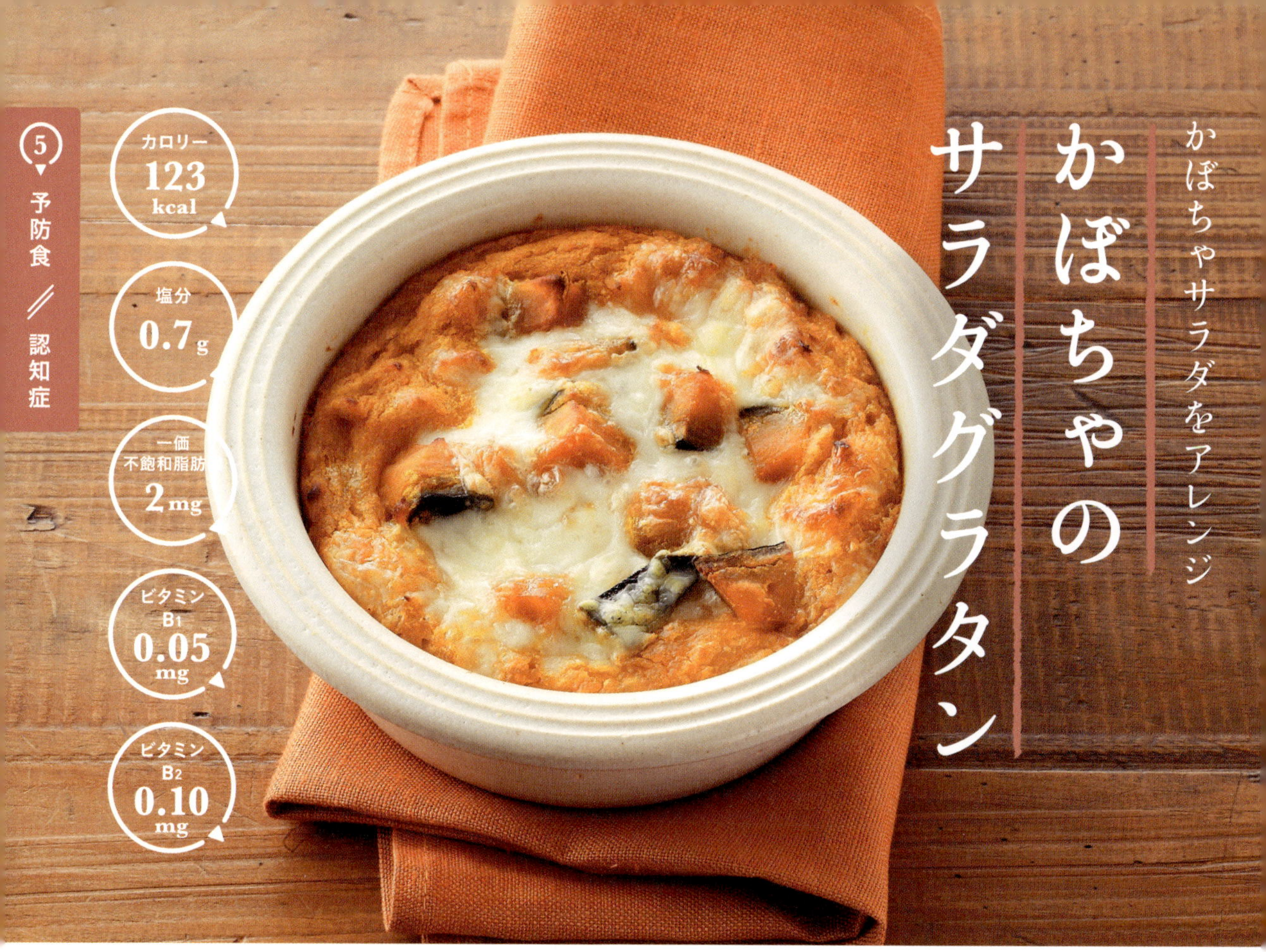

5 予防食 // 認知症

カロリー 123 kcal

塩分 0.7 g

一価不飽和脂肪 2 mg

ビタミンB1 0.05 mg

ビタミンB2 0.10 mg

かぼちゃサラダをアレンジ

かぼちゃのサラダグラタン

材料（2人分）

かぼちゃ……120g
玉ねぎ……20g
コンソメ（顆粒）……小さじ⅔（2g）
マヨネーズ……大さじ1（12g）
牛乳……大さじ2強（31g）
塩……少々（0.2g）
こしょう……少々（0.2g）
溶けるチーズ……大さじ2（10g）

・そよ風の栄養士から・

緑黄色野菜は抗酸化作用、チーズのカルシウムは認知症のリスク低下に。

作り方

1 かぼちゃは茹でてからマッシュ状につぶし、コンソメ、マヨネーズ、牛乳、塩、こしょうを混ぜ合わせて味をととのえる。玉ねぎは横半分にして薄切りにする。

2 *1* を耐熱容器に入れて上から溶けるチーズをかける。

3 180℃のオーブンで25分、焼き色がつくまで焼く。

材料（1人分）

アジ	1切れ（60g）
おろししょうが	小さじ½（2g）
酒	小さじ½強（3g）
しょうゆ	小さじ½（3g）
片栗粉	小さじ2⅓（7g）
カレー粉	少々（0.3g）
サラダ油	小さじ2弱（7g）
キャベツ	20g
にんじん	3g
レモン	⅛個（20g）

作り方

1 アジにおろししょうが、酒、しょうゆで下味をつける。

2 片栗粉とカレー粉を混ぜ、1のアジにつけ、サラダ油で揚げる。

3 2を器に盛り、キャベツとにんじんを千切りにして混ぜたものを添え、レモンを飾る。

定番料理をカレー風味でアレンジ

アジのカレー竜田揚げ

カロリー	塩分	葉酸	ビタミンB6	ビタミンB12
185 kcal	0.6g	29μg	0.29mg	0.4μg

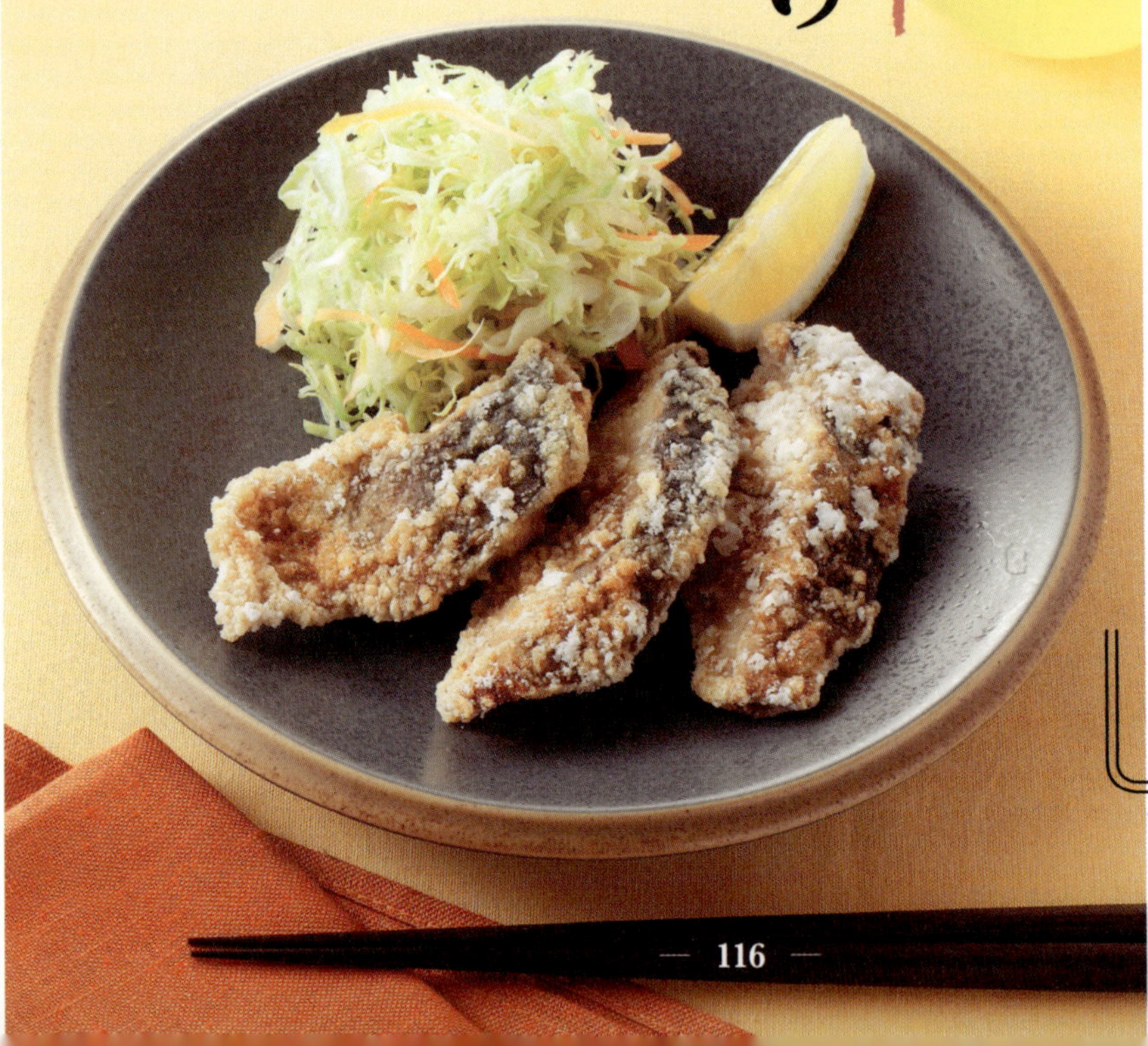

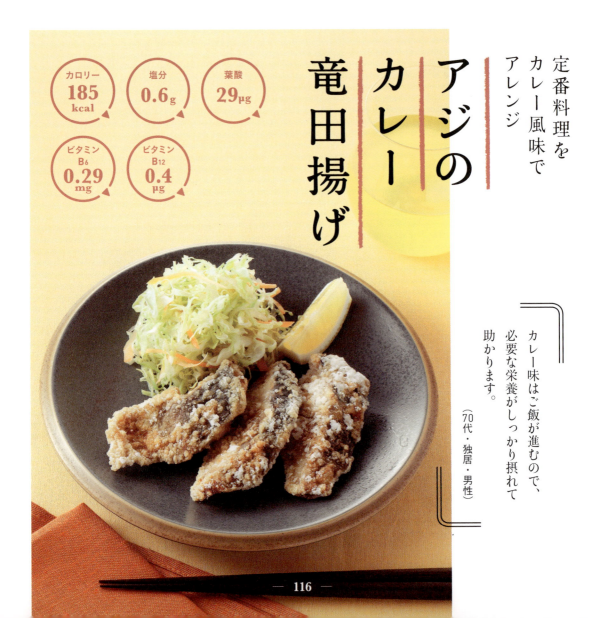

カレー味はご飯が進むので、必要な栄養がしっかり摂れて助かります。

（70代・独居・男性）

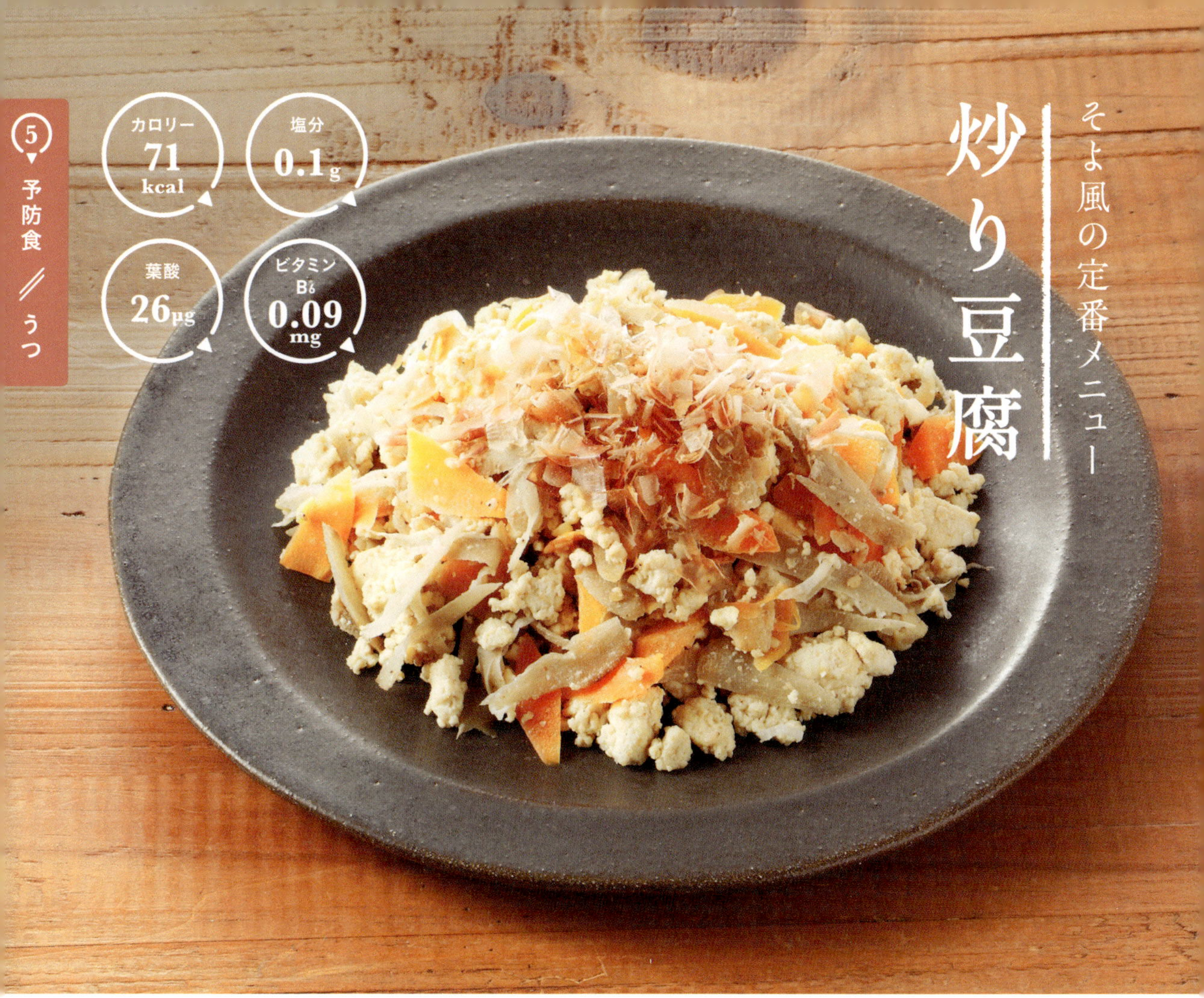

そよ風の定番メニュー

炒り豆腐

カロリー	塩分	葉酸	ビタミンB6
71 kcal	0.1g	26μg	0.09mg

材料（2人分）

木綿豆腐	60g
ごぼう	40g
にんじん	30g
長ねぎ	10g
砂糖	小さじ⅔（2g）
しょうゆ	小さじ⅓（2g）
すりごま	小さじ2弱（4g）
カツオ節	約2パック（2g）
サラダ油	小さじ½（2g）

作り方

1 木綿豆腐は水切りする。ごぼうとにんじんはささがき、長ねぎは小口切りにする。

2 フライパンにサラダ油を熱し、1を炒める。調味料とすりごまを加え、仕上げにカツオ節を加える。

・そよ風の栄養士から・

豆腐はうつ予防効果があるとされる大豆製品。しっかり水切りして炒めます。

苦味を抑えて食べやすく

ゴーヤのツナマヨ和え

カロリー 47kcal
塩分 0.8g
葉酸 28µg
ビタミンB6 0.06mg
ビタミンB12 0.4µg

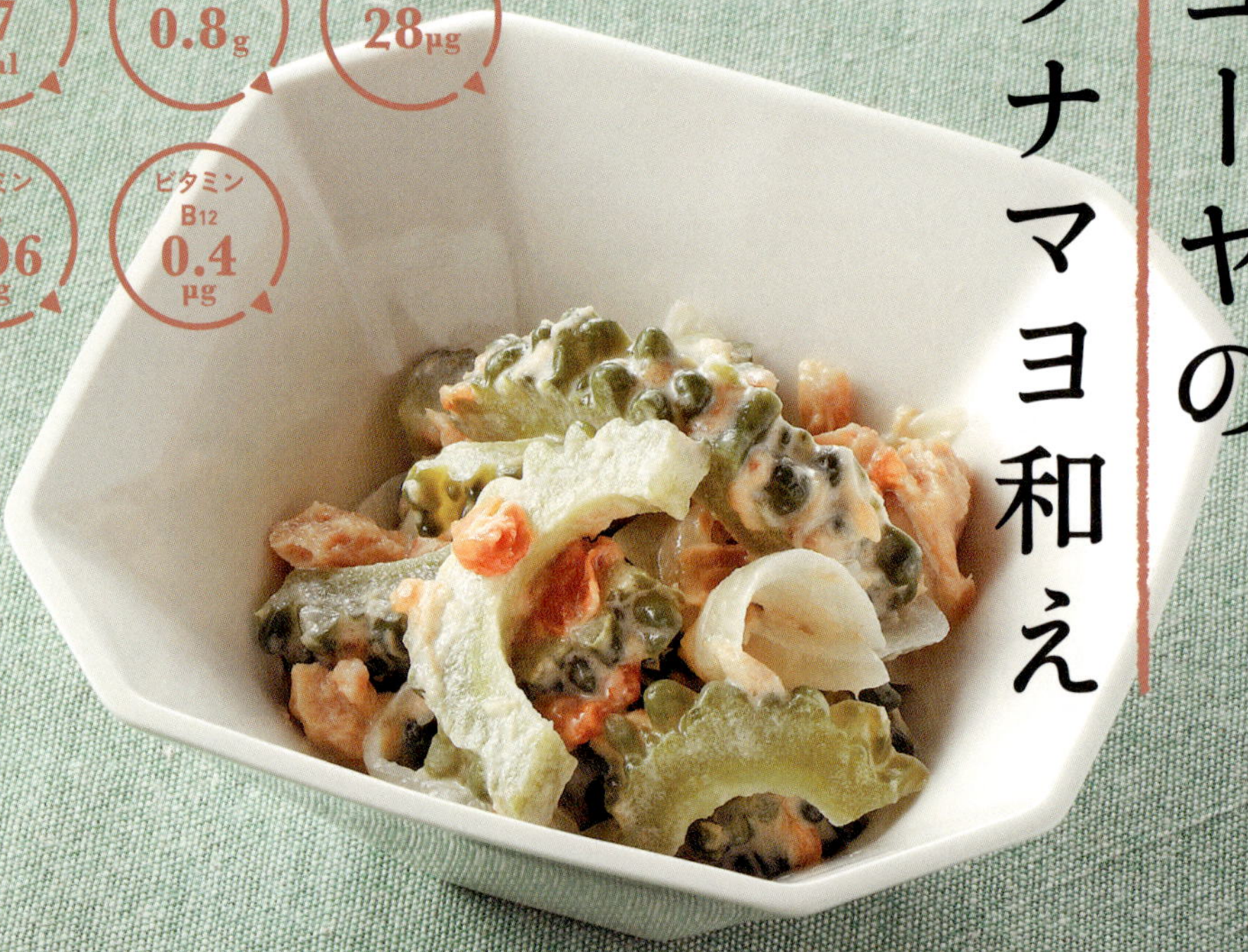

材料（2人分）

ゴーヤ……½本（70g）
玉ねぎ……30g
ツナ（缶詰）……20g
梅干し……1個（4g）
マヨネーズ……大さじ½（6g）
しょうゆ……少々（1g）

作り方

1 ゴーヤはワタを取って5㎜幅の薄切りにして茹で、玉ねぎは横半分に切って薄切りにして水にさらす。

2 ツナは油を切り、梅干しは種を取って細かくたたいておく。

3 梅干し、マヨネーズ、しょうゆ、ツナを合わせ、その中に1を加えて混ぜる。

・栄養士からのポイント・

ゴーヤはうつ発症率が高い糖尿病を予防する効果があるとされています。

見た目もおしゃれで、家族で食べられる

カッテージチーズサラダ

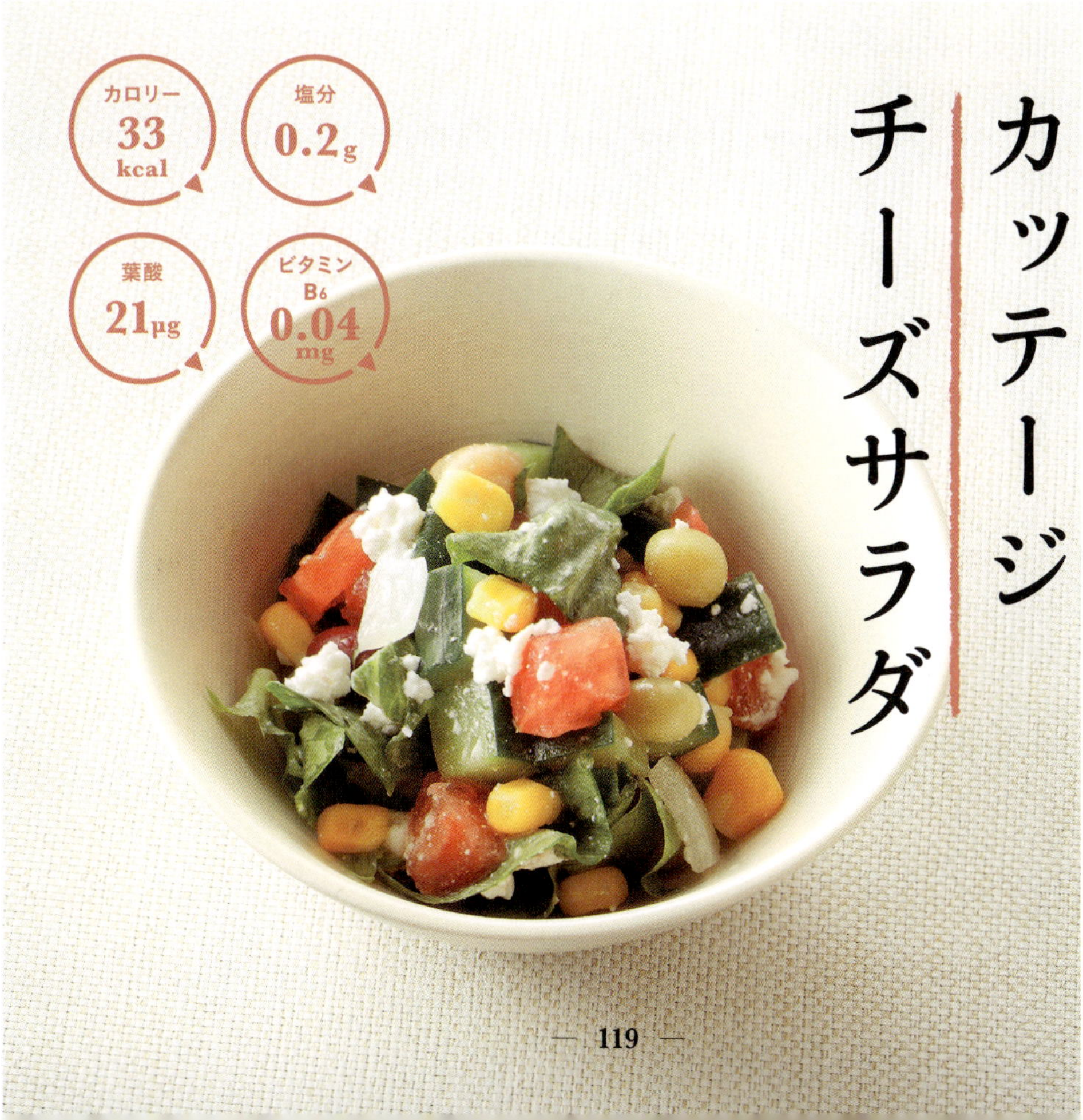

カロリー 33kcal

塩分 0.2g

葉酸 21μg

ビタミンB6 0.04mg

材料（2人分）

ミックスビーンズ……10g
トマト……30g
きゅうり……⅕本（20g）
玉ねぎ……10g
コーン……10g
レタス……20g
カッテージチーズ……8g
レモン果汁……小さじ⅔（3g）
塩……少々（0.2g）
こしょう……少々（0.06g）
オリーブ油……小さじ½（2g）

作り方

1 トマトときゅうりは角切り、玉ねぎはさいの目切り、レタスは食べやすい大きさに切る。

2 レタス以外の野菜は茹でる。

3 カッテージチーズ、レモン果汁、塩、こしょう、オリーブ油を混ぜ合わせてドレッシングを作る。

4 野菜を混ぜ合わせ、3をかける。

・そよ風の栄養士から・

チーズはうつ予防に効果があるトリプトファンが豊富。鉄分も多く含まれます。

夏バテ予防

濃厚な味付けでご飯が進む

厚揚げの中華煮浸し

カロリー 73 kcal

塩分 0.5 g

タンパク質 5.5 g

ビタミンB1 0.4 mg

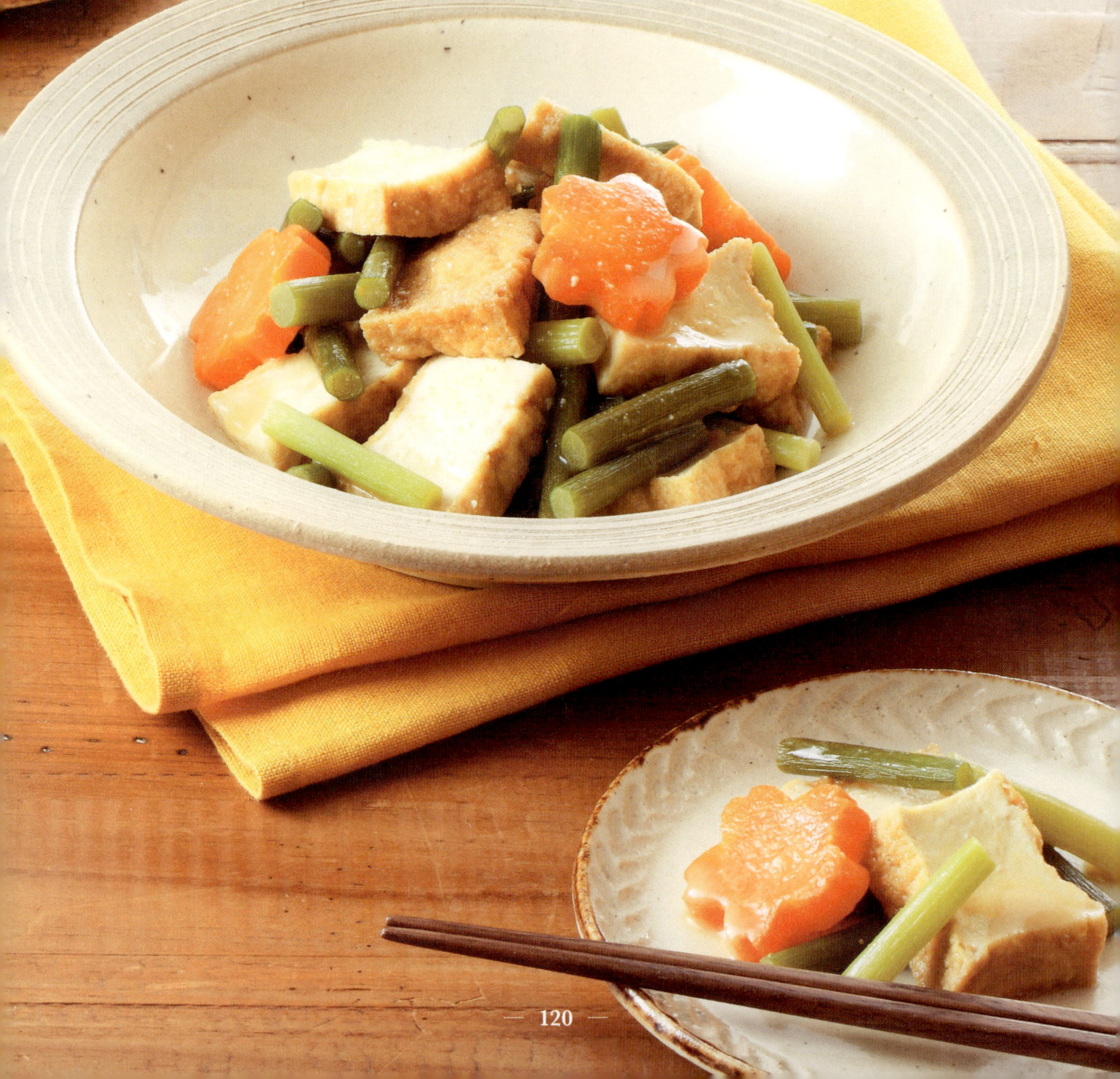

材料（作りやすい分量：3人分）

厚揚げ	1枚（90g）
にんにくの芽	6本（90g）
中華だし汁	90cc
カツオ節	約1½パック（1.5g）
みそ	大さじ½（9g）
オイスターソース	小さじ½（3g）
にんじん（花形に切る）	3個（30g）
砂糖	小さじ1（3g）

作り方

1. 厚揚げは食べやすい大きさに切り、にんにくの芽は長さ3cmに切る。
2. 鍋に中華だし汁、カツオ節、みそ、オイスターソースを入れて1を加えて煮る。花形に切ったにんじんは水（分量外）と砂糖で煮る。
3. 器に盛り、花形にんじんを添える。

・そよ風の栄養士から・

厚揚げはビタミンB_1を多く含み、にんにくの芽はそのビタミンB_1を身体に取り入れやすくする効果があります。さらに油を使うことでより吸収しやすくなります。

昔はどちらかと言えばたくさん食べる方だったのですが、年々食べられる量が少なくなって、特に**夏はどうしても食欲が落ちてしまいます**。食べることは好きなので、どんなものでも好き嫌いなく食べますが、にんにくの芽は硬いイメージがあって、飲み込みにくいかと思い、避けていました。でも少し煮ることで、軟らかくいただけるんですね。**こってりとした味付けは、夏の暑いときでもご飯が進んでよかった**です。

（70代・独居・女性）

梅でさっぱり

長いもと梅の和え物

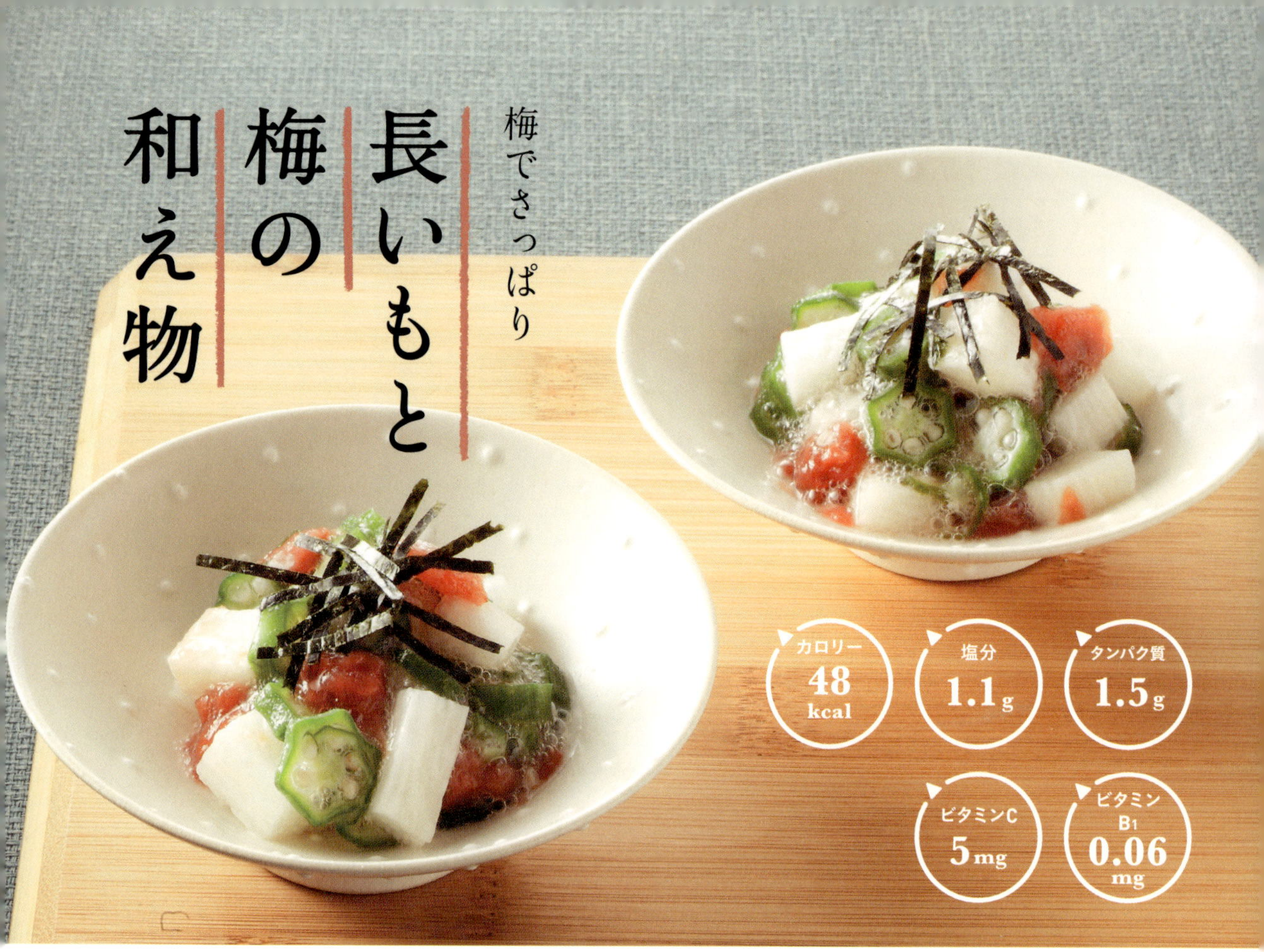

- カロリー 48kcal
- 塩分 1.1g
- タンパク質 1.5g
- ビタミンC 5mg
- ビタミンB_1 0.06mg

材料（1人分）

長いも……4cm（50g）
オクラ……2本（10g）
梅干し……2粒（5g）
酢……小さじ½強（3g）
砂糖……小さじ⅔（2g）
刻みのり……少々（0.5g）

作り方

1 長いもは角切りにして酢水（分量外）につけ、オクラは小口切りにして茹でる。

2 梅干しは種を取ってたたき、酢、砂糖と混ぜる。

3 1と2を和えて、刻みのりを散らす。

・そよ風の栄養士から・

夏は殺菌作用がある梅干しが活躍します。さっぱりしているので口直しの一品としておすすめです。

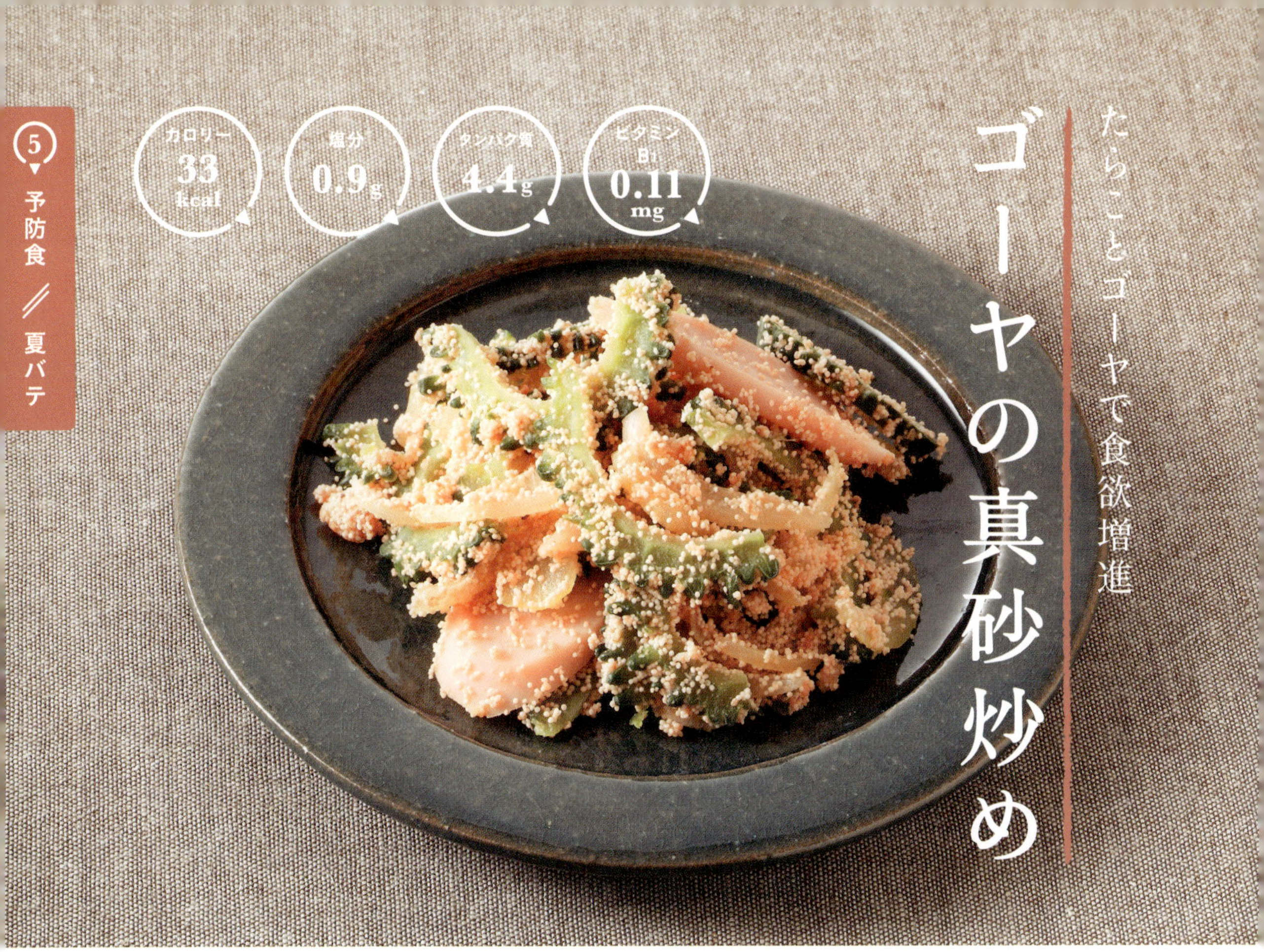

たらことゴーヤで食欲増進

ゴーヤの真砂炒め

カロリー 33kcal　塩分 0.9g　タンパク質 4.4g　ビタミンB_1 0.11mg

材料（2人分）

ゴーヤ	½本（60g）
玉ねぎ	20g
魚肉ソーセージ	20g
たらこ	20g
酒	小さじ1弱（4g）
塩	少々（0.2g）
しょうゆ	少々（1g）

作り方

1 ゴーヤはワタを取って薄切り、玉ねぎは横半分に切って薄切り、魚肉ソーセージは斜め薄切りにする。

2 鍋に1を入れて炒め、酒を加え、たらこをほぐして入れる。

3 2を煮詰め、塩としょうゆで味をととのえる。

・そよ風の栄養士から・

ゴーヤには暑さで消費されやすく熱に弱いとされるビタミンCが、加熱しても壊れにくい形で多く含まれます。

旨みをとじ込める

レバーの唐揚げ風

カロリー 127 kcal　塩分 0.4g　タンパク質 9.0g　ビタミンB1 0.14mg

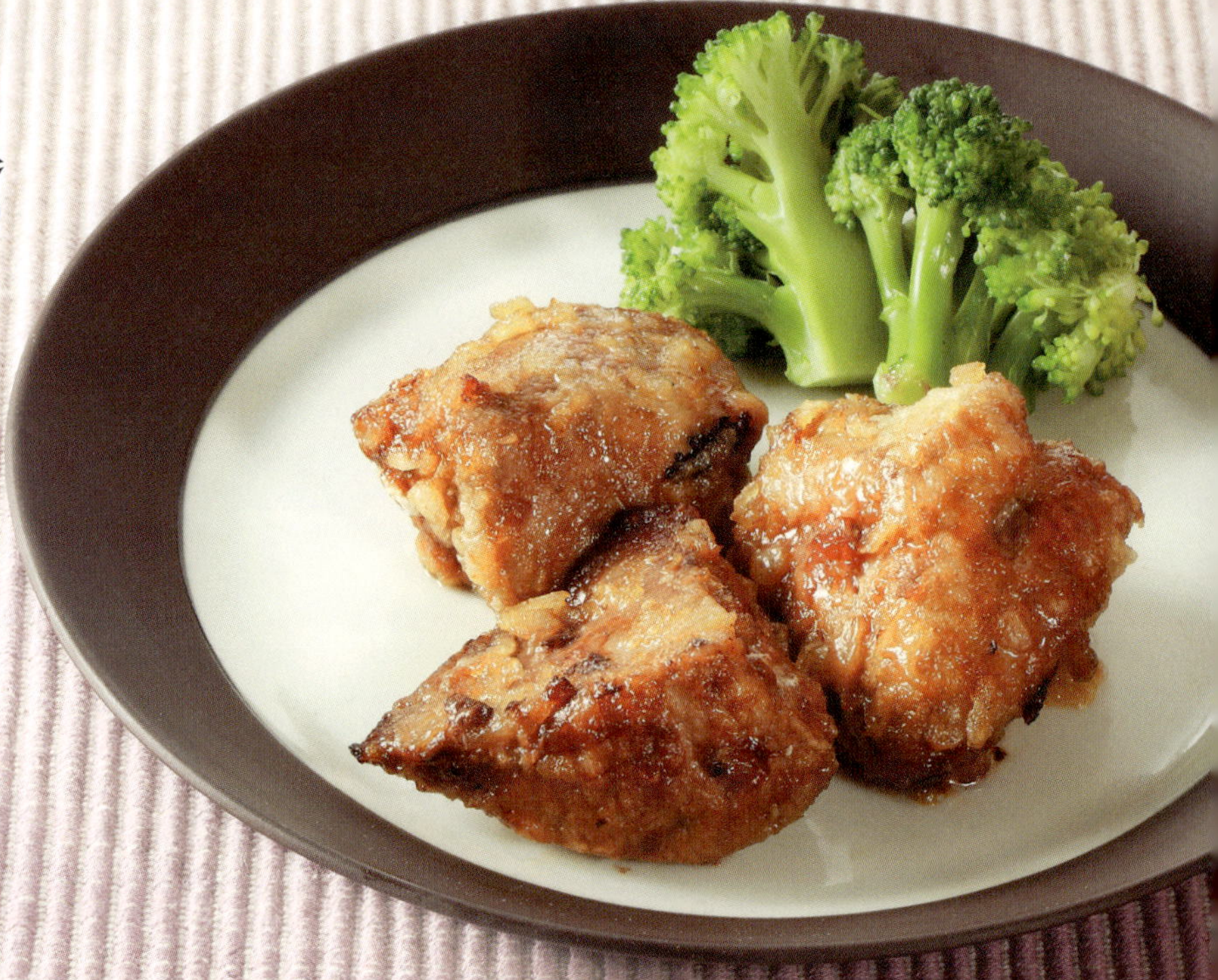

タレに漬け込んだレバーは生臭みがなく、おいしく食べられました。（70代・独居・男性）

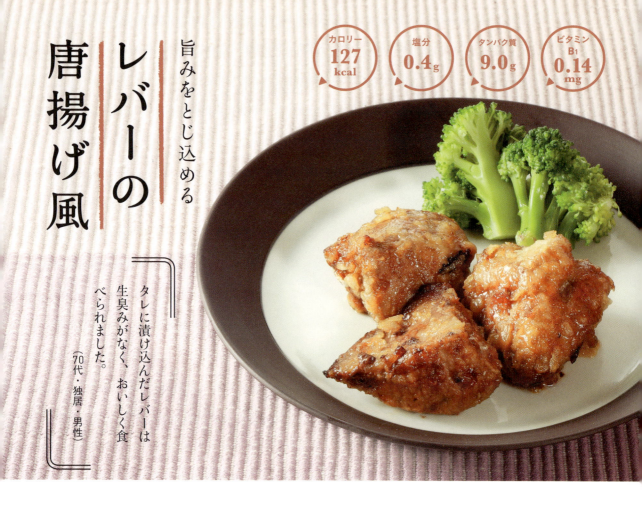

材料（1人分）

豚レバー		40g
牛乳		小さじ1（5g）
玉ねぎ		15g
A	しょうゆ	小さじ½（3g）
	砂糖	小さじ⅓（1g）
	みりん	少々（1g）
	酒	小さじ½弱（2g）
	はちみつ	小さじ⅓弱（2g）
小麦粉		小さじ⅔（2g）
片栗粉		小さじ⅔（2g）
サラダ油		小さじ1（4g）

作り方

1 豚レバーは牛乳に漬けて臭みを取り、玉ねぎはみじん切りにしてAに漬け込む。レバーは臭みが取れたら牛乳を洗い流して、玉ねぎと一緒に漬け込む。

2 小麦粉と片栗粉を混ぜ、1のレバーにまぶす。

3 2をオーブンの天板に並べ、サラダ油を全体に回しかけ、170℃で約20分焼く。

栄養や食事についての悩みはいっぱい！

そよ風に集まったシニア家庭の声

2015年に全国の“そよ風”でご利用者やご家族、ケアマネジャーへの
栄養と食に関するアンケートを行いました。本書はこのアンケートを元に、
シニア家庭で必要とされている料理のアイデアを盛り込んでいます。

Question 1

栄養や食事に関して疑問や悩み、聞いてみたいことは？

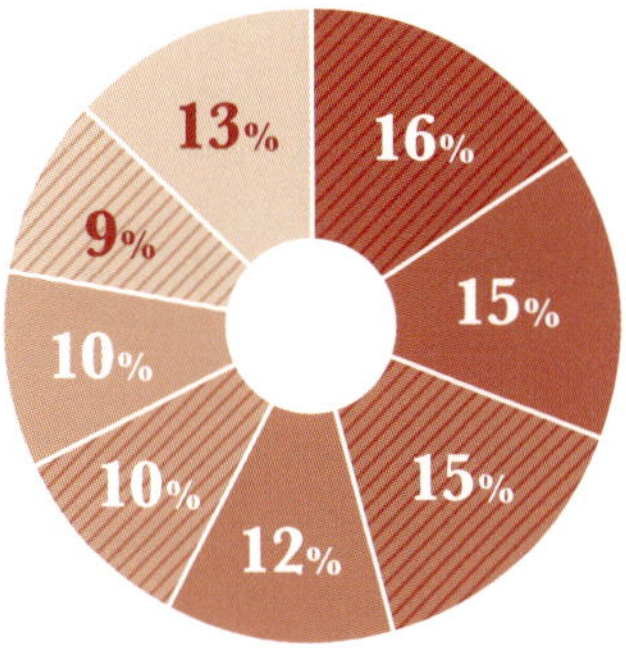

- 病気対応食(糖尿病、腎臓病、高血圧、骨粗しょう症など)
- 塩分の抑え方について
- 調理の簡単なレシピ
- 適正なエネルギー量について
- 季節に合ったレシピ（脱水、食中毒など）
- 嚥下しやすい食事
- タンパク質などの栄養素とそれを多く含む食品について
- その他・無回答

Question 2

Q.1の理由は？

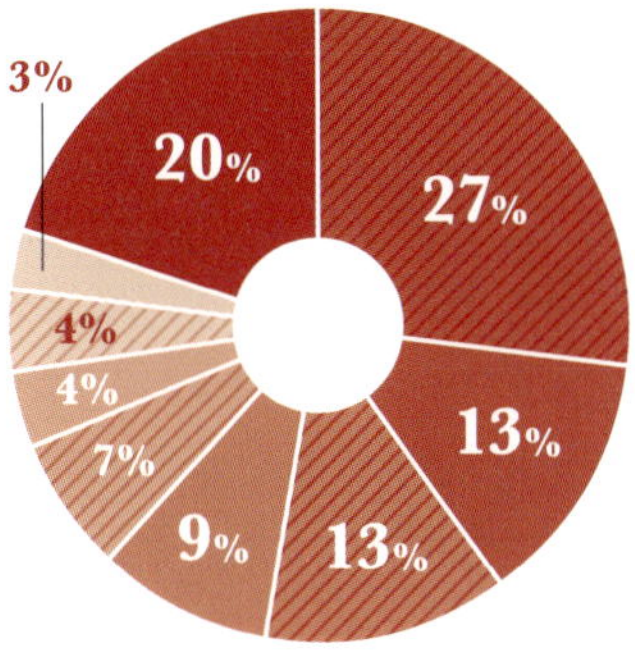

- 健康のため
- 病気予防のため
- 知識をつけたい
- 対象者がいる
- 興味がある
- 簡単なレシピを知りたい
- ダイエットのため
- 時短レシピを知りたい
- その他・無回答

Question 3

ケアマネジャーに聞いた、ご利用者またはご家族からのニーズ

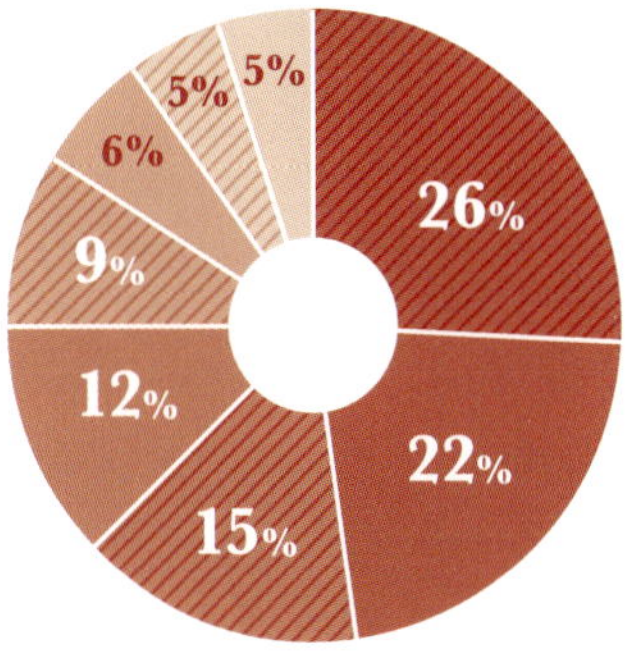

- 病気対応食(糖尿病、腎臓病、高血圧、骨粗しょう症など)
- 嚥下しやすい食事
- 塩分の抑え方について
- 季節に合ったレシピ（脱水、食中毒など）
- 適正なエネルギー量について
- 調理の簡単なレシピ
- タンパク質などの栄養素とそれを多く含む食品について
- その他・無回答

【アンケートから見えてきたもの】

病気対応食や塩分の抑え方については、ご利用者やご家族、ケアマネジャーも高い関心を持っています。Q.2の理由を見てもわかるように、健康や病気に対する意識が高いことがうかがえます。高齢になると身体機能が低下し、罹患も多くなってくるために、いかに健康を保ち、元気に過ごすかが重要になるためだろうと考えられました。

「そよ風」に届いた シニア家庭のお悩み

嚥下障害について

●嚥下しやすい食事にするには？（高栄養のもの・固さの程度・カルシウム摂取・**食欲をそそる**もの）

●**食べやすくする方法**が知りたい（咀嚼力が低下したとき・食材の形・タンパク質のもの・栄養補給できるもの）

●**肉を軟らかくするには**どうしたらいいか

●ソフト食の作り方が知りたい

●**むせを予防する食事**が知りたい

●歯に負担のかからない食品や調理法を知りたい

●器官に食事が入らないような安全な食事の取り方を知りたい

●**噛みにくいもの**（肉・漬物・繊維質）**の刻み以外の対応方法**は？

●軟らかく煮ても栄養が逃げない方法はあるか

病気に関すること

病気全般

●病気対応食が知りたい

●**健康維持ができる食事**とは？

●病気に対しての正しいカロリー数が知りたい

塩分

●**おいしい塩分制限食**が知りたい

●減塩の仕方が知りたい

●塩分を抑えながら魚を食べる方法が知りたい

血圧

●高血圧を予防する食品や予防法はあるか？

●**血圧を下げる食事**とは？

●低血圧を改善する食事とは？

糖尿病・糖

●**糖尿病対応食**が知りたい（満腹感があるものがいい）

●血糖値を上げやすい食品と、それを使用しながら血糖値を抑える調理方法

認知症

●**認知症予防によい食べ物**とは

●食べ過ぎを防止する方法が知りたい

コレステロール

●**コレステロールを下げる食事**とは？

●高コレステロールで気をつけること・対応食が知りたい

その他

●骨粗鬆症対応食が知りたい

●**貧血を予防する食品**やその調理方法

●腎臓病の数値改善方法は？

●透析者が食事を食べたくないときの栄養補助食品はないか？

●**脳梗塞・心筋梗塞によい食材**・悪い食材はあるか？

●高尿酸で避けるべき食材はあるか？

●胆石によいもの・悪いものはあるか

体調管理

便・消化系

●**便秘によい食品・食事**について

●消化のよい食品・調理方法について

●軟便時の食事注意点は？

●腸内細菌・抗酸化に効果的な食事が知りたい

食欲・食事量

●食欲増進方法が知りたい

●**食欲がないときに食べたくなる食事**とは？

●**食が細い人に適した食べ物**は？

●1日3食を食べられないときの対処方法

栄養素について

●**バランスの取れた食事**・調理方法（特に鉄・カルシウム）が知りたい

●カルシウム補給できる方法（野菜やヨーグルト、乳酸菌飲料などを摂取していても不足してしまう）

●鉄分の多い食品・調理方法が知りたい

●**タンパク質の効果的な摂り方**が知りたい

●ビタミンの多い食品・調理方法

食事・料理について

●楽しい食事の工夫とは

●料理のボリュームの出し方が知りたい

●**目先を変えた話題になる料理**は

ないか？

●**ひと目見て食べたいと思える彩りとは？**

野菜

●野菜嫌いな人が食べやすい野菜の取り方

●**根菜類の下処理について**

●**野菜がたくさん取れる調理方法**は何か？

その他食材

●肉または魚を食べない人への対応方法

●豆腐や油揚げが苦手で食べないときの代替食材とそれを使用した料理が知りたい

●乳製品を取りやすい食事とは？

●乳製品嫌いの人に上手に食べさせる方法

その他

●低カロリー食（満腹感がある食事、食品、おかず、レシピ）とは？

●**少量でも栄養を摂れる**方法は？

●お腹いっぱいになる料理

●筋肉をつける食事とは？

●**体力のつく食事**が知りたい

レシピについて

●簡単レシピ（バランス・軟らかく飲み込みやすいなど）が知りたい

●高齢者向け・高齢者が好むレシピが知りたい

●**少量で高栄養・高カロリーのレシピ**が知りたい

●**具だくさんの汁物**が知りたい

●かぼちゃのレシピが知りたい

摂取量など

●年齢別の摂取量と適正な食事の量とは？

●バランスのよい食事作りをするにはどうしたらよいか？

●高齢者の栄養失調の留意点

●水分量はどのくらい必要か？

●糖分や塩分の適正な量が知りたい

その他

●**家族食をシニア向けに**する方法は

●肉類と魚類、どちらを中心に食べたらよいか？

●**作り置きできるもの**が知りたい

●お茶・水など飲み物以外での水分摂取量を増加する方法は

「そよ風」とは？

「そよ風」とは(株)ユニマット リタイアメント・コミュニティが展開している高齢者介護施設のブランド名です。デイサービスやショートステイ、介護付有料老人ホームなど地域のニーズに合わせて様々な事業を展開しています。

全国280拠点　全サービス合計607事業所

（平成28年8月31日現在。FC含む）

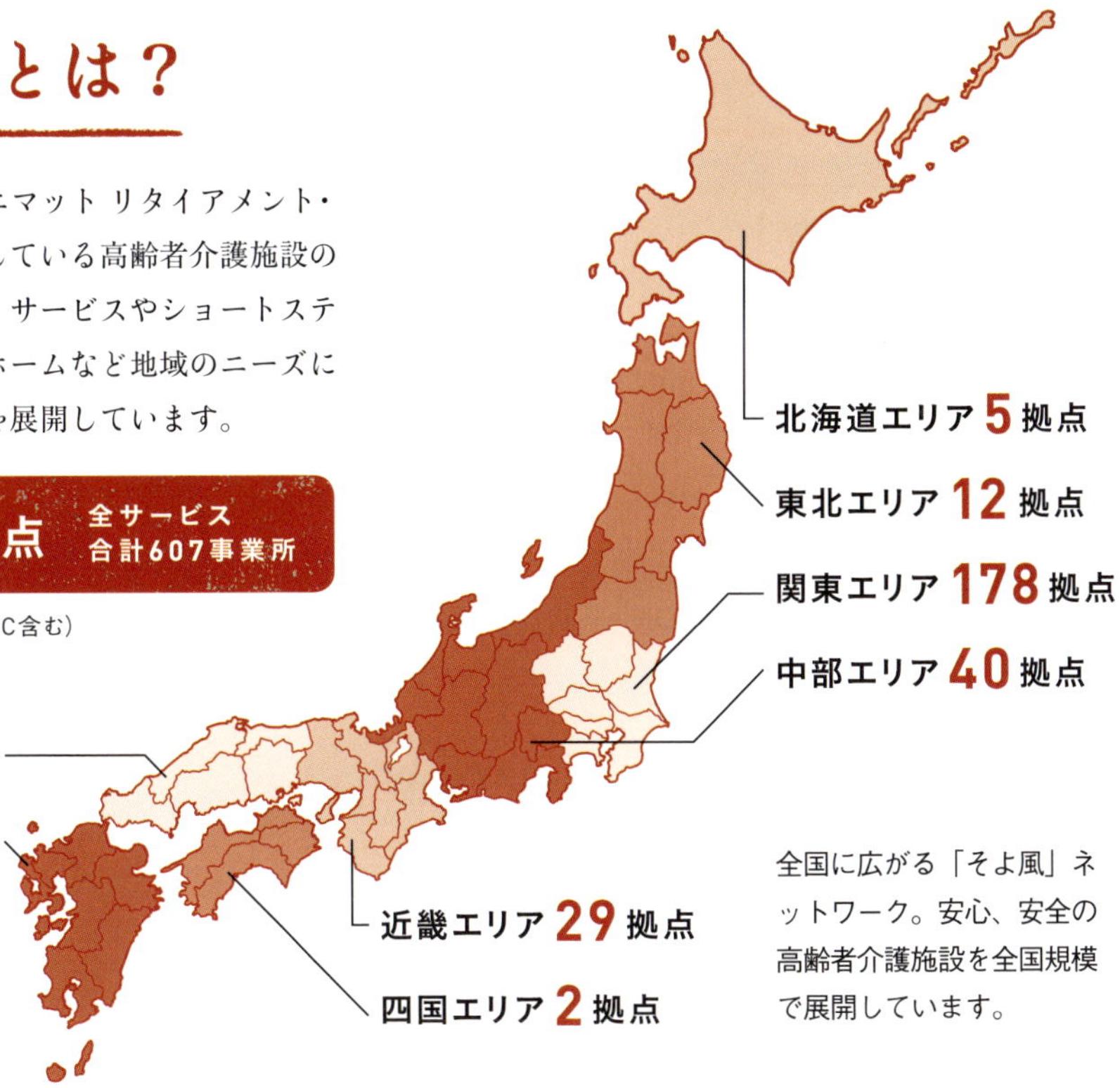

全国に広がる「そよ風」ネットワーク。安心、安全の高齢者介護施設を全国規模で展開しています。

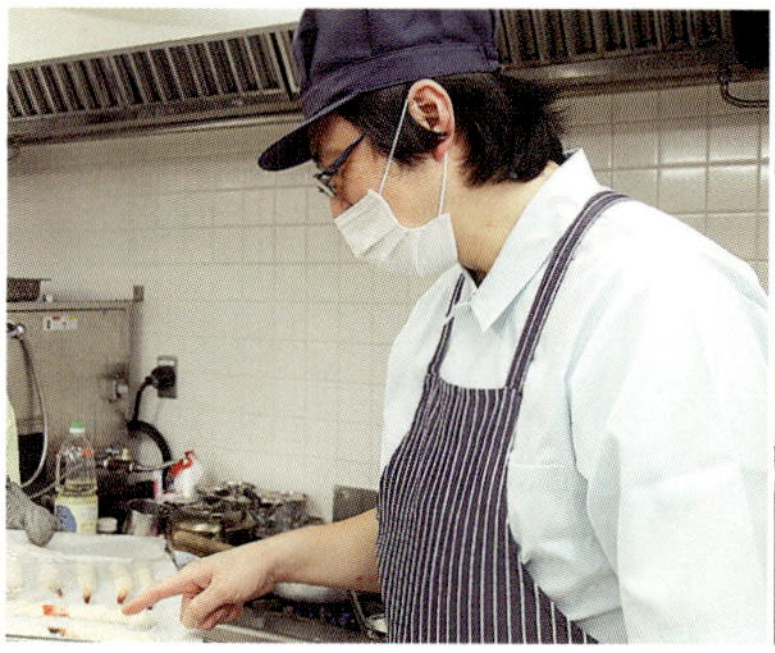
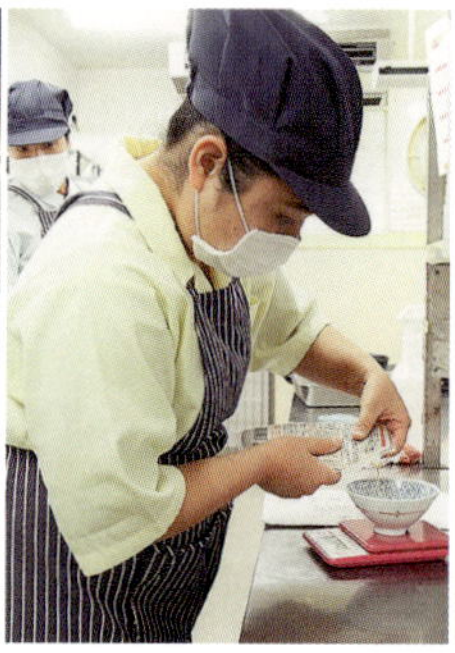
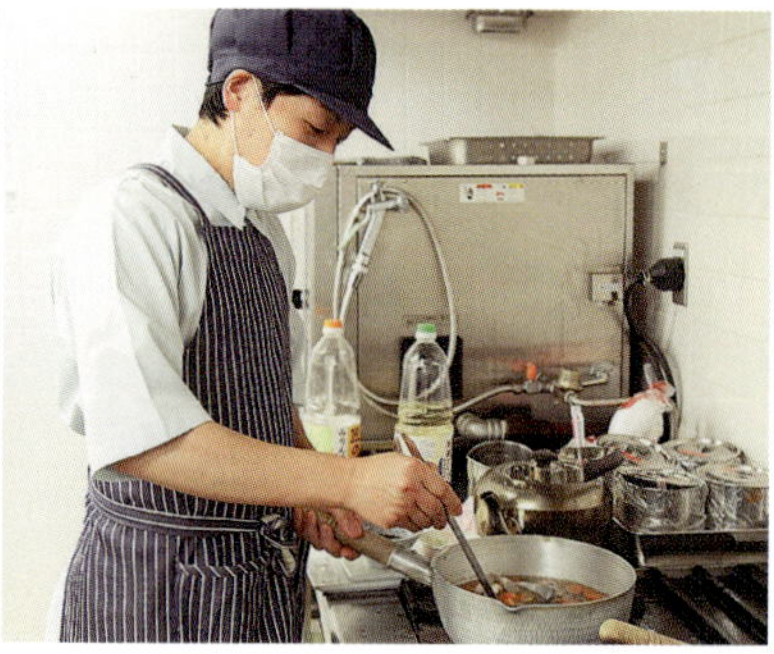

料理制作・栄養計算　そよ風厨房会議
カバー・本文デザイン　細山田デザイン事務所
撮影　南都礼子
スタイリング　結城寿美江
編集　田口香代
校正　佑文社

人気《にんき》のケアセンターが食卓《しょくたく》の悩《なや》みを解決《かいけつ》

そよ風《かぜ》のシニアごはん

NDC498

2016年11月19日 発 行

著　者　株式会社《かぶしきがいしゃ》ユニマット　リタイアメント・コミュニティ
発行者　小川雄一
発行所　株式会社 誠文堂新光社
〒113-0033 東京都文京区本郷3-3-11
（編集）電話03-5800-3614 （販売）電話03-5800-5780
http://www.seibundo-shinkosha.net/
印刷・製本　大日本印刷株式会社

ISBN 978-4-416-61637-6